FRANZ SERAPH MOESL | MONIKA MURPHY-WITT

FASTEN-YOGA

Die perfekte Kombi für eine neue Leichtigkeit

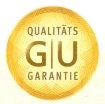

THEORIE

PRAXIS

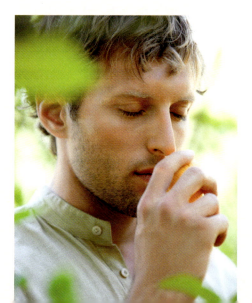

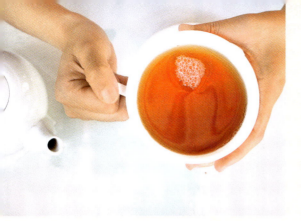

SERVICE

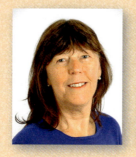
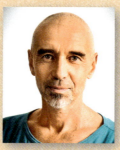

MONIKA MURPHY-WITT
Ganzheitliche Gesundheitsberaterin

FRANZ S. MOESL
Fasten- und Yogalehrer

» Wie viele Dinge es doch gibt,
die ich nicht brauche!«

SOKRATES

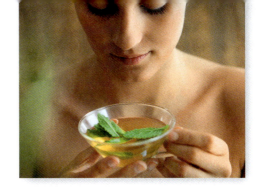

KRAFTVOLLE KOMBINATION

Wir führen ein Leben in Fülle. Verzicht ist darin kaum vorgesehen. Trotzdem sind viele von uns nicht glücklich und zufrieden. Gehören Sie auch dazu? Fühlen Sie sich übersättigt und gestresst, vielleicht sogar unwohl und krank? Ist Ihr Alltag überfüllt und sehnen Sie sich nach Auszeit und Veränderung? Dann sind Sie hier genau richtig. Wir stellen Ihnen in diesem Buch die Kombination aus Fasten und speziellen Yogaübungen vor. Beide Methoden aktivieren gezielt die Selbstheilungskräfte – zusammen angewandt ergänzen und verstärken sie einander optimal. Fasten-Yoga ist ein neuer Ansatz, mit dem Sie Ihr Wohlbefinden nachhaltig verbessern und Krankheiten vorbeugen können. Es unterstützt Sie dabei, Ihren Lebensstil gemäß Ihren individuellen Wünschen zu verändern. So, wie es jetzt gerade in Ihr Leben passt.

EIN GESÜNDERES, GENUSSVOLLERES UND GLÜCKLICHERES LEBEN

Wir laden Sie ein, mit uns auf eine Entdeckungsreise zu gehen. Eine Reise für Körper, Geist und Seele, für alle Sinne. Wir wünschen Ihnen, dass Sie mit diesem Buch ein neues Kapitel in Ihrem Leben aufschlagen können. Fasten-Yoga hilft Ihnen, den Trott der Gewohnheit zu durchbrechen und Ihr Leben neu auszurichten. Es schenkt Ihnen reiche Erfahrungen mit sich selbst. Entdecken Sie die wahre Fülle in Ihrem Leben! Alles Gute wünschen Ihnen

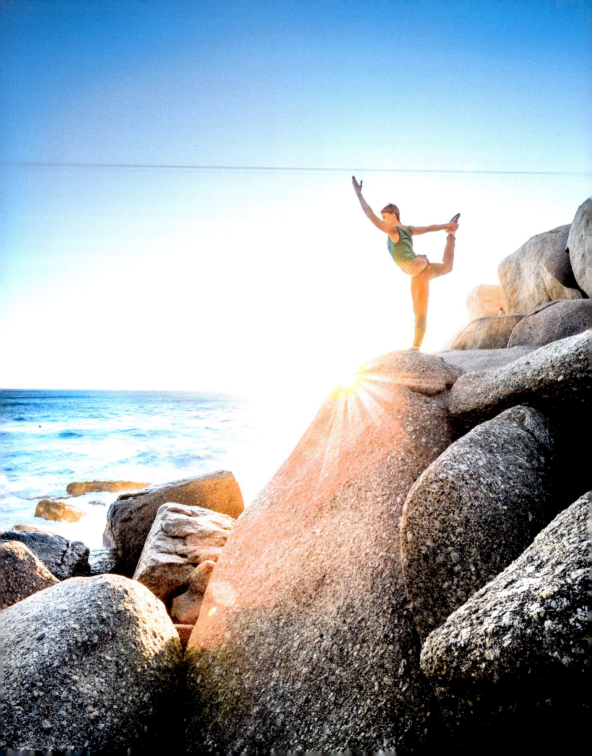

FASTEN UND YOGA: DUO FÜR MEHR LEBENSLUST

DIE WIRKSAMKEIT BEIDER METHODEN IST SCHON SEIT JAHRTAUSENDEN BEKANNT UND WIRD VON DER MODERNEN WISSENSCHAFT BESTÄTIGT. RICHTIG KOMBINIERT, ERZIELEN SIE NOCH BESSERE ERFOLGE.

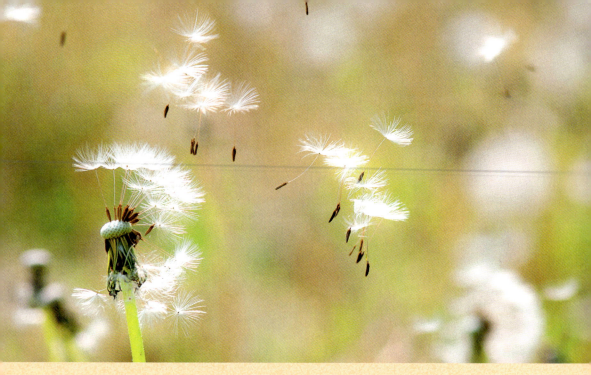

DIE NEUE SEHNSUCHT NACH LEICHTIGKEIT

Uns geht es gut, sehr gut sogar, zumindest den meisten von uns. Wir leben in Wohlstand, Überfluss und Fülle. Alles um uns herum ist üppig, sowohl das Angebot an Speisen und Konsumprodukten als auch das an Unterhaltung und Kommunikation. In den Geschäften quellen die Regale über, pro Minute werden mehr als 200 Millionen E-Mails durchs Internet geschickt. Die Modekollektionen der Textilunternehmen werden mitt-lerweile monatlich aktualisiert. Sogar ganz normale Alltagsgegenstände oder Grundnahrungsmittel gibt es in so vielen Varianten, dass sich uns die Unterschiede oftmals kaum noch erschließen. Selbst wer einfach nur ein Päckchen Salz kaufen möchte, steht angesichts der Vielfalt des Angebots unentschlossen vor dem Regal: Meersalz, Himalayasalz, Steinsalz, Rauchsalz, Hawaiisalz oder Bambussalz, mit oder ohne Jod, Bio oder konventionell, grob, fein, Fleur de Sel, grau, rosa, weiß, persisches Blausalz … Oft bleiben am Ende Verwirrung und Verunsicherung statt satter Zufriedenheit.

Unzufrieden in der Fülle

Vor allem bei unserem Essen ist die Vielfalt unüberschaubar geworden. Wir schwelgen in Lebensmitteln und Rezepten aus aller Welt, kombinieren das Beste aus aller Herren Länder, betreiben »Ethnopicking« in der Küche, sprich, wir suchen uns aus verschiedenen Kulturen das Beste heraus. Wir greifen immer häufiger zu vermeintlichen exotischen Superfoods, obwohl gleichwertige Alternativen im heimischen Garten wachsen. Ständig kommen und gehen so unterschiedliche Trends wie »Zurück in die Steinzeit«, diverse Trennkostphilosophien oder das Niedrigtemperaturbacken. Essen ist Ausdruck des Lebensstils geworden, für einige wird es sogar zur Mission.

Verzichten will geübt sein

Nicht immer und überall ist es möglich, den selbst gewählten Weg der Ernährung beizubehalten, etwa bei Einladungen oder im Urlaub. Nicht selten passen wir uns dann den Umständen an und vergessen alle guten Vorsätze – vielleicht sind wir sogar erleichtert, nach all der Selbstkasteiung unserem Heißhunger nachgeben zu dürfen, anschließende Schuldgefühle nicht ausgeschlossen.

Andere bemühen sich gar nicht erst um Zurückhaltung, präsentieren sich als Genießer und Gourmets. Wieder andere essen ohnehin regelmäßig viel zu viel und zu ungesund. Üppige Nudelgerichte und Pizza mit schön viel Käse stehen, vor allem in Singlehaushalten, hoch im Kurs, wie der aktuelle Ernährungsreport des Bundesministeriums für Ernährung und Landwirtschaft zeigt.

Ständiger Konsum

Snacks zwischendurch, Schokokekse in der Schreibtischschublade, Chips, Erdnussflips und Süßigkeiten abends vor dem Fernseher gehören für viele täglich dazu. Wir stopfen ständig etwas in uns hinein, konsumieren fast rund um die Uhr, ob Gourmethäppchen oder Fastfood to go, ob Facebook-Posts oder WhatsApp-Meldungen. Richtig satt und zufrieden fühlen wir uns aber selten.
Zugleich werfen wir in Deutschland im Jahr rund 82 Tonnen Lebensmittel in den Abfall, das entspricht zwei vollgepackten Einkaufswagen pro Person.

> **» Das Leben ist einfach, aber wir bestehen darauf, es kompliziert zu machen.«**
>
> KONFUZIUS, CHINESISCHER PHILOSOPH

Auf der Suche nach mehr Sinnlichkeit

Bei unserer Ernährungsweise bleibt oft der Genuss auf der Strecke, denn ein sinnliches Erlebnis ist Essen in vielen Alltagssituationen nicht mehr. Uns fehlen Zeit und Lust, unsere Speisen selbst zuzubereiten, und nach einem anstrengenden Arbeitstag halten wir uns lieber an Gewohntes, als etwas Neues auszuprobieren. Statt mit frischen Zutaten selbst eine Mahlzeit zu zaubern, greifen wir zur Fertigpizza aus dem Tiefkühlfach. Die schmeckt immer gleich, sodass unser Geschmackssinn sich nicht mit neuen Reizen auseinandersetzen muss.

Fertiggerichte, Convenience Food sowie auch Obst und Gemüse aus Treibhäusern, meist weit vor der Reife geerntet, sind keine wirkliche Freude für Augen, Nase und Gaumen. Künstliche Aromen, Farbstoffe und Geschmacksverstärker lassen Nase und Zunge abstumpfen, den eigentlich naturbelassenen Nahrungsmitteln fehlen Aroma und Vitamine. Unsere Sinne verkümmern. Und mit ihnen verlieren wir die Beziehung zu unserem Körper. Oft wissen wir selbst nicht mehr, wie viel und welche Nahrung er wirklich benötigt, um satt zu sein, was ihm schmeckt und ihn stärkt, was ihn vital und fit hält. Wir spüren längst nicht mehr, was unserem Bauch und unserer Seele guttut, was wir tatsächlich täglich brauchen, um zufrieden und glücklich zu sein.

INFO

HUNGER DER SEELE

Für Entspannung und Genuss sorgen und uns von dem befreien, was uns dauerhaft stresst, ist besser, als Frust »in uns hineinzufressen«. Wir sollten stattdessen ehrlich zu uns sein und herausfinden, was und wer uns zu schaffen macht. Dann können wir etwas verändern und müssen den Stress nicht länger unser Essverhalten bestimmen lassen. Das hätte viele positive Auswirkungen für die Gesundheit ▶ **siehe ab Seite 134.**

So wundert es kaum, dass viele von uns übersättigt sind und trotzdem Mangel leiden. Sie merken, dass ihnen diese Lebensweise nicht bekommt. Sie fühlen sich gestresst, unwohl und nicht selten auch krank. Seelische Störungen und psychosomatische Erkrankungen sind der Preis dafür, dass wir allzu vieles schlucken, was uns missfällt. Viele von uns sind schlapp und energielos. Sie sind des vollgestopften Lebens überdrüssig und sehnen sich nach mehr Leichtigkeit in ihrem Sein. Sie träumen davon, Ballast abzuwerfen, »abzuspecken«, nicht nur am Bauch, sondern auch im Alltag. Sie wollen Stress abbauen, besser für ihre Gesundheit sorgen, ihren Lebensstil verändern. Sie wünschen sich mehr Einfachheit und Ursprünglichkeit, möchten Überflüssiges loslassen und sich den für sie wirklich wichtigen Dingen widmen. Sie wollen nach dem Sinn ihres Lebens suchen, sich nicht länger mit Ersatzbefriedigungen abspeisen lassen, sondern endlich das finden, was sie dauerhaft und nachhaltig nährt.

Fasten-Yoga als erster Schritt

Um zu entdecken, was für uns tatsächlich wertvoll ist, müssen wir uns eine Auszeit gönnen. Wir müssen offen für Neues sein und Raum schaffen für das, was kommt und sich uns zeigt. Eine Möglichkeit dazu ist Fasten-Yoga. Es kann einen solchen Ausstieg aus einem übervollen Leben unterstützen – und dabei helfen, einen Einstieg in mehr Leichtigkeit und Lebensfreude zu finden. Der zeitweilige Verzicht und das Spüren unseres Körpers ermöglichen es uns, den Gewohnheitstrott zu durchbrechen und uns auf Veränderungen einzulassen.

MEHR LEICHTIGKEIT UND NEUE PERSPEKTIVEN

Indem wir uns von Verpflichtungen lösen, können wir unseren eigenen Alltag mal aus einem anderen Blickwinkel betrachten. Wir nehmen uns selbst und unseren Körper nun wieder bewusster wahr und können unsere Bedürfnisse erspüren.

Dass es dabei nicht in erster Linie darum geht, wie viel Gewicht wir auf die Waage

bringen und ob unsere Figur beim Blick in den Spiegel unseren Idealvorstellungen entspricht, wird uns dabei sicher schnell klar werden. Denn rundherum zufrieden und glücklich können wir nur sein, wenn wir auch emotional satt sind. Dass das sogar mit leerem Bauch der Fall sein kann, zeigt uns Fasten-Yoga. Damit gelingt es uns, neue Perspektiven zu gewinnen. Und Möglichkeiten für Veränderungen zu erkennen, die sich individuell den Anforderungen und dem Zeitkorsett unseres Alltags anpassen lassen. Zahlreiche Anregungen dafür finden Sie in diesem Buch. Seien Sie gespannt darauf.

TIPP

SCHLÜSSELFRAGEN

- Was ist mir zu viel in meinem Leben?
- Was belastet mich?
- Was bereitet mir Stress oder Unwohlsein?
- Auf was kann ich verzichten?
- Was würde ich gern loslassen?
- Was tut mir gut?
- Wie gut ernähre ich mich?
- Wie achtsam esse, schmecke und rieche ich?
- Wie bewusst genieße ich etwas?
- Warum möchte ich fasten? Was erhoffe ich mir davon?

DIE MANGELERSCHEINUNG ÜBERGEWICHT

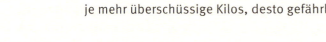

Mehr als 40 Millionen Deutsche sind zu schwer.
Übergewicht erhöht das Risiko für viele Erkrankungen;
je mehr überschüssige Kilos, desto gefährlicher ist es.

BAUCHFETT

Übergewicht kann die Entstehung von Herz-Kreislauf-Erkrankungen, Diabetes Typ 2, Bluthochdruck und sogar Krebs begünstigen. Besonders gefährlich ist das äußerst stoffwechselaktive viszerale Bauchfett, das sich um die inneren Organe sammelt. Es produziert, anders als das Fettgewebe unter der Haut, hormonelle Botenstoffe, die den Stoffwechsel ungünstig beeinflussen und Entzündungsprozesse auslösen. Der Bauchumfang gilt daher als wichtiger Risikoindikator. Er sollte (gemessen mittig zwischen Rippenbogen und Beckenkamm) bei Frauen 80, bei Männern 94 Zentimeter nicht überschreiten. Bei Frauen mit über 88 und Männern mit über 102 Zentimeter Bauchumfang sind die Werte von Blutzucker, Blutfetten, Blutdruck oft bereits deutlich erhöht.

VERSTECKTES FETT

Auch bei schlanken Menschen sind Fettdepots nicht auszuschließen. TOFIs (Thin on the Outside, Fat on the Inside) nennen die Amerikaner Betroffene. Diese haben einen erhöhten Spiegel des Hungerhormons Leptin und dadurch ebenso riskante Blutwerte wie stark Übergewichtige. Dabei spielen auch die Gene eine Rolle: Wie hoch der Körperfettanteil ist und welchen Anteil daran das viszerale Fett hat, ist wahrscheinlich zu 50 Prozent erblich bedingt.

ENERGIEUMSATZ

Auch wie viel Energie unser Körper in Ruhe und bei Aktivitäten verbraucht, ist teils genetisch bestimmt. Nicht jedem ist eine superschlanke Figur in die Wiege gelegt. Jedoch können wir einiges dafür tun, dass wir nicht übermäßig an Gewicht zulegen und gesund bleiben. Denn schuld an überschüssigen Pfunden sind, wie inzwischen erwiesen ist, im Wesentlichen drei Gründe:

• eine falsche Ernährungsweise im Verhältnis zum Energieverbrauch des Körpers,
• Stress und seelische Probleme,
• eine veränderte Darmflora ▶ siehe Seite 32.

Alle drei Ursachen können wir selbst beeinflussen. Dabei kann Fasten-Yoga eine sinnvolle Unterstützung sein.

ENERGIEÜBERSCHUSS

Wer regelmäßig mehr Energie mit der Nahrung aufnimmt, als er verbraucht, wird über kurz oder lang dick. Entscheidend dabei ist zum einen unser Grundumsatz, also das, was der Körper benötigt, um alle lebenswichtigen Funktionen aufrechtzuerhalten. Der Grundbedarf ist abhängig von der Muskelmasse und nimmt mit ihr ab, je älter wir werden. Hinzu kommt das, was wir für körperliche Aktivitäten verbrauchen. Den Überschuss legt der Körper in Fettdepots an. Auf diese Reserven greift er bei einer Diät oder beim Fasten zurück ▶ siehe Seite 63. Wir müssen also erstens unsere Ernährung an unseren Verbrauch anpassen, nicht nur ein paar Tage lang, sondern immer. Das heißt nicht zwingend, weniger zu essen, sondern vielmehr, anders zu essen, nämlich wertvolle Nahrungsmittel, die möglichst viele gesunde Stoffe pro Kalorie enthalten (hohe Nährstoffdichte). Zweitens müssen wir uns täglich mehr bewegen.

ÜBERGEWICHT ENTSTEHT IM KOPF

Wer regelmäßig körperlich aktiv ist und sich ausgewogen ernährt, darf sich ruhig ab und zu etwas gönnen. Da sollten wir entspannt bleiben und uns nicht ständig mit der Waage unter Druck setzen. Das wäre kontraproduktiv, denn der zweite wichtige Grund, warum heutzutage so viele Menschen mit Übergewicht zu kämpfen haben, ist chronischer Stress. Er verändert den Stoffwechsel im Gehirn. Dieses Organ macht zwei Prozent unseres Körpergewichts aus, benötigt aber 50 Prozent unseres täglichen Bedarfs an Glukose, also Zucker. Bei Stress ist die Versorgung gestört, sodass das Gehirn noch mehr verlangt. Der Lübecker Hirnforscher, Diabetologe und Internist Professor Achim Peters entdeckte vor einigen Jahren, wie unser egoistisches Gehirn (»selfish brain«) dann ständig Energienachschub fordert und unwiderstehliche Hungersignale aussendet. Hinzu kommt, dass das Belohnungssystem im Gehirn Übergewichtiger in belastenden Situationen eher nach einer Streicheleinheit in Form von Snacks ruft. Auch Depression, Angst, Anspannung, Einsamkeit und andere psychische Probleme, bei denen der Blutspiegel des Stresshormons Cortisol erhöht ist, führen dazu, dass Betroffene mehr essen, als sie brauchen. Cortisol begünstigt auch die Entstehung von Bauchfett, das wiederum selbst Cortisol bildet – ein Teufelskreis. Nicht zuletzt haben Stress und seelische Probleme oft Schlafmangel zur Folge. Der erhöht den Spiegel des Hormons Ghrelin, das den Appetit anregt und die Fettverbrennung drosselt. Zudem sinkt der Ghrelinspiegel bei Übergewichtigen nach dem Essen nicht; sie spüren kaum Sättigung und reagieren wenig auf das Hunger bremsende Hormon Leptin. Statt bei Stress Schokolade zu vertilgen, wäre es daher besser, sich zu bewegen. Das macht den Körper wieder sensibler für Leptin und baut Stress ab.

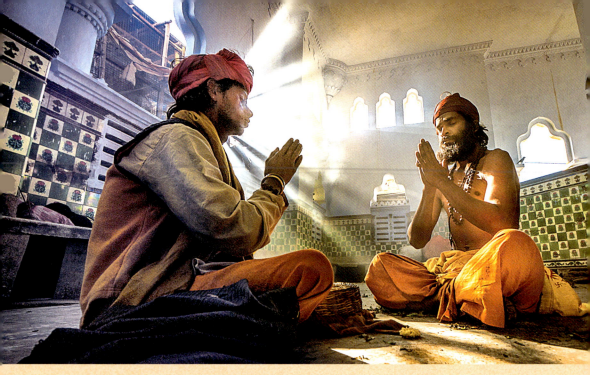

ZWEI METHODEN MIT ALTER TRADITION

Ein Leben in Wohlstand, wie wir es heute kennen, mit einem üppigen Angebot an Nahrung, war den meisten Menschen früherer Generationen fremd. Sie mussten sich mit dem begnügen, was sie in der Natur sammeln konnten und was ihre Umgebung ihnen lieferte. Die Ernte hing von Feldern und Wetter ab: War das Jahr schlecht, brachte selbst ein guter Boden nicht genug Ertrag. Auch das Futter für die Nutztiere unterlag diesen Schwankungen. Dürren und Krankheiten konnten ganze Herden dahinraffen, Medikamente gab es ebenso wenig wie all die (zweifelhaften) heutigen Mittel zur Steigerung des Milch- und Fleischertrags. Jagd und Fischfang ergänzten, wenn erfolgreich, den Speiseplan. Unsere Vorfahren mussten Vorräte für den Winter und für schlechte Zeiten anlegen – ohne Tiefkühltruhen und industrielle Verfahren. Frisches Obst und

Gemüse rund ums Jahr: Davon konnten sie nur träumen. Magere Monate und sogar Hungersnöte waren eher die Regel als die Ausnahme. Sogar wer gut versorgt war, lebte in der Woche meist einfach, Fleisch kam nur als Sonntagsbraten auf den Tisch. Unser Organismus ist, wie viele Forscher meinen, von der Evolution her immer noch eher auf Mäßigung und Mangel eingerichtet als auf Völlerei und Überfluss. Dass unser heutiger Lebensstil unseren Steinzeitgenen missfällt, zeigen die vielen Zivilisationskrankheiten.

Fasten: gesunder Geist in gesundem Körper

Da die Evolution unser biologisches Programm noch nicht komplett auf den heutigen Stand gebracht hat, kann phasenweiser Essensverzicht, also Fasten, noch immer eine Wohltat für den ganzen Menschen sein.

Fasten als religiöses Ritual

Unserer modernen Gesellschaft sind wichtige Rituale und Rhythmen verloren gegangen. Früher waren Zeiten von Verzicht und Maßhalten im Jahreslauf verankert. Fasten hat eine jahrtausendealte Tradition. Es gehört in allen großen Religionen der Welt ebenso dazu wie in besonderen Riten von Naturvölkern und in der klassischen Medizin und Heilkunde. So gilt etwa im Hinduismus und Buddhismus Enthaltsamkeit als Voraussetzung dafür, sich spirituell weiterzuentwickeln. Siddharta Gautama, genannt Buddha, lebte lange Jahre sehr einfach und zurückgezogen, fastete und meditierte, bis er unter einem Bodhi-Baum Erleuchtung fand. Noch heute nehmen Mönche und Nonnen in buddhistischen Klöstern nur bis 12 Uhr mittags Nahrung zu sich, betreiben also etwas, das wir modern als intermittierendes Fasten ▸ siehe Seite 50 bezeichnen.

Auch im Zusammenhang mit großen religiösen Festen wurde und wird in allen Kulturen gefastet. Die ägyptischen Pharaonen verzichteten mehrere Tage lang ebenso auf Nahrung wie die Priester im alten Mexiko, für Reinheit und spirituelle Offenheit. Im Judentum wird noch heute an Jom Kippur, dem Versöhnungstag, ein strenges 24-Stunden-Komplettfasten zelebriert. Muslime verzichten während des Ramadan 30 Tage lang von der Morgen- bis zur Abenddämmerung auf Speisen und Getränke.

INFO

WOHLTUENDER VERZICHT

Während der vorösterlichen Fastenzeit verzichten auch hierzulande viele nicht religiöse Menschen auf einige Dinge, um sich wieder auf das Wesentliche im Leben zu besinnen. An der Spitze stehen Alkohol, Süßigkeiten, Fleisch, Nikotin und Medien.

Im Christentum gelten die Wochen von Aschermittwoch bis Karsamstag als Zeit der Enthaltsamkeit. Sie soll an die 40 Tage erinnern, die Jesus in der Wüste gefastet hat. Unter dem Motto »7 Wochen ohne« rufen katholische und evangelische Kirche jährlich vor Ostern dazu auf, auf etwas zu verzichten und so ausgetretene Pfade zu verlassen und Raum für Neues zu gewinnen. Als »eine Art Trainingslager der Menschlichkeit« bezeichnet der Theologe Professor Ulrich Lüke von der Rheinisch-Westfälischen Technischen Hochschule Aachen diese Fastenzeit.

Ganzheitlich heilen

Neben der spirituellen Bedeutung wurde Fasten schon früh zur Vorbeugung und Behandlung von Krankheiten eingesetzt. Der altgriechische Arzt Hippokrates von Kos (460–370 v. Chr.) nannte in seiner »Diaita« eine gesunde Ernährung und die »ungestörte Ausscheidung« als zwei wesentliche Teile einer »Lebensordnung, die die Gesundheit des Körpers und des Geistes zu erhalten sucht«. Kurzes Fasten gehörte für ihn zwingend dazu. Die Benediktinerin Hildegard von Bingen (1098–1179 n. Chr.), berühmte mittelalterliche Heilkundige, kreierte eine Dinkel-Gemüse-Kräuter-Kur, die »die Seele des Menschen froh« machen sollte. Darüber hinaus war Fasten für sie ein wirkungsvolles Heilmittel bei zahlreichen Krankheiten. Dass bestimmte Nahrungsmittel und zeitweiliger Verzicht auf Essen auch der Entstehung von Beschwerden vorbeugen können, setzte sich zusammen mit der Entwicklung der Traditionellen Europäischen Medizin (TEM) durch. Eine natürliche, einfache und ganzheitliche Lebensweise passte gut in das Konzept von Naturheilkunde und Erfahrungsmedizin, die die Selbstheilungskräfte des Körpers anregen sollen. Begründer einer modernen Diätetik war Christoph Wilhelm Hufeland, Leibarzt des preußischen Königs (1762–1836). Pfarrer Sebastian Kneipp (1821–1897), zu dessen fünf Behandlungssäulen neben den bekannten Wasseranwendungen auch Bewegung, Heilkräuter, Ordnungs- und Ernährungstherapie gehörten, gilt ebenso als Vorreiter moderner Fastenkuren wie Maximilian Bircher-Benner (1867–1939). Der Schweizer Arzt und »Erfinder« des gleichnamigen Müslis und der Rohkost-Diät gehörte zu den Begründern der Lebensreform-Bewegung. Zusammen mit einer vollwertigen Ernährung rückte in dieser Zeit auch das Fasten wieder mehr in den Fokus. 1920 eröffnete der Arzt Dr. Otto Buchinger (1878–1966) in Witzenhausen die erste Fastenklinik, 1935 zog sie nach Bad Pyrmont um. Durch 19-tägiges Fasten hatte er sich ein Jahr zuvor selbst von seinem Gelenkrheuma befreien können. Seitdem war er der Vorreiter einer Heilfastentherapie in Deutschland – zusammen mit Dr. F. X. Mayr, dem Begründer der Mayr-Kur, einer biologischen Methode, um die Darmgesundheit zu verbessern.

Yoga: uralte Wissenschaft

Als anfänglich religiöses Ritual kam Fasten schließlich in der Ganzheitsmedizin an: ein Weg, den auch der Yoga in den letzten Jahren erfolgreich beschritten hat. Ursprünglich waren Yogaübungen in das religiöse System des Hinduismus eingebunden. Sie dienten wie der Verzicht auf Nahrung der Selbsterkenntnis und spirituellen Entwicklung. In den heiligen Schriften der Hindus, den etwa 3 500 Jahre alten Veden, tauchen Körper-, Konzentrations- und Meditationstechniken ebenso auf wie Fasten. Etwa zeitgleich mit den Lehren Buddhas entstand die Bhagavadgita (»Gesang des Erhabenen«), der berühmte Hindu-Text über Yoga. In diesem Epos erklärt Gott Krishna dem Kriegshelden Arjuna die Möglichkeiten des Yoga, die weit über die mehr oder weniger komplizierten Körperhaltungen hinausgehen.

Vor etwa 2 000 Jahren koppelte der indische Weise Patanjali den Yoga vom religiösen Hintergrund ab. Seine Yoga-Sutren (Sutra = Leitfaden) sind die Basis des körperbetonten Hatha-Yoga, der noch heute gelehrt und geübt wird. Yoga wird zu einer universalen Wissenschaft mit einem komplexen System aus Körperhaltungen (Asanas), Atemübungen (Pranayama), Konzentrations- und Meditationstechniken sowie Reinigungsritualen (Kriya). Inzwischen gibt es eine Vielzahl von Stilen. Yoga wird immer häufiger begleitend als Therapie von Krankheiten empfohlen.

Bereits im Ayurveda, der altindischen Heilkunst und Gesundheitslehre (das Sanskritwort »Ayurveda« bedeutet »Wissen vom Leben«), werden Yogaübungen neben einer gezielten Ernährung und Medikamenten aus Pflanzen, Mineralien und Metallen eingesetzt, um Störungen im Gleichgewicht von Körper, Geist und Seele auszugleichen. Das vor rund 5 000 Jahren entstandene Medizinsystem ist ebenfalls in den Veden beschrieben und basiert auf der indischen (Natur-) Philosophie. Es betrachtet nicht einzelne Symptome, sondern bezieht ganzheitlich alle Ebenen von Gesundheit ein. Eine wichtige Rolle spielen dabei Verfahren zur Reinigung, Entgiftung und Ausscheidung – auch Fasten sowie unterstützend Yoga und eine typgerechte Ernährung. Fasten und Yoga zu kombinieren ist also nicht neu, es hat eine lange Tradition.

> »Wer stark, gesund und jung bleiben will, sei mäßig, übe den Körper, atme reine Luft und heile sein Weh eher durchs Fasten als durch Arzneien.«
>
> HIPPOKRATES VON KOS

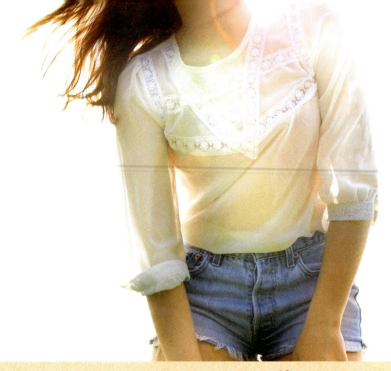

WAS FASTEN-YOGA IM KÖRPER BEWIRKT

Mittlerweile ist vieles, was an Erfahrungs-wissen über Jahrhunderte hinweg weiterge-geben wurde, durch moderne naturwissen-schaftliche Forschung belegt. So lässt sich heute auch genauer erklären und begrün-den, warum Methoden wie Fasten und Yoga uns guttun. Zahlreiche Untersuchungen be-legen die positiven Effekte, die sie im Körper haben, und machen deutlich, welchen Nut-zen wir jeweils daraus ziehen.

Das passiert beim Fasten

Unser Körper braucht Nahrung. Sie liefert ihm Brennstoffe für den Stoffwechsel, Bau-materialien für Zellen und Strukturen und bioaktive Substanzen für lebenswichtige Funktionen. Bekommt er keine Nahrung, ist das für den Körper das Signal, in den Spar- und Reservemodus umzuschalten, ein gene-tisch verankertes Relikt früherer Zeiten.

Wird der Körper nicht durch regelmäßigen Nachschub versorgt, zapft er seine inneren Speicher an. Diese Reserven könnten den Betrieb in der Regel problemlos aufrechterhalten, das hat bereits 1970 der amerikanische Mediziner und Stoffwechselforscher George F. Cahill Jr. gezeigt. Ein 1,70 Meter großer Mann mit Normalgewicht von 70 Kilogramm verfügt zum Beispiel über Reserven von 0,75 Kilo Kohlenhydraten, drei Kilo Eiweiß und immerhin 10 Kilo Fett. Davon kann er 42 Tage lang leben. Übergewichtige können sogar länger durchhalten.

Der Körper im Sparmodus

Das clevere System Körper greift während eines Nahrungsverzichts wie in anderen Notzeiten nicht nur auf seine Reserven zurück, es verändert auch seinen Normalbetrieb. Auf diese Weise arbeitet es möglichst ressourcensparend, sodass es zu keinen Engpässen in der Versorgung kommt.
Ein sensibler Bereich ist dabei das Gehirn. Es braucht, um reibungslos zu funktionieren, ebenso wie das zentrale Nervensystem Glukose, also Zucker. Fett, mit dem andere Systeme unseres Organismus zufrieden sind, ist nicht nach seinem Geschmack. Da Fett nicht direkt in Glukose umgewandelt werden kann, kann das Gehirn mit dem größten Reservelager im Körper nichts anfangen. Deshalb verbraucht es zuerst den Zucker aus dem Glykogenspeicher der Leber. Der reicht für etwa einen Tag. Danach geht es an die

Eiweißvorräte. Aus ihnen wird in der Leber zusammen mit Glycerin aus dem Fettgewebe neue Glukose gebildet (Glukoneogenese). Da Eiweiß im Körper jedoch nicht grenzenlos verfügbar ist, kommt gleichzeitig ein anderer Prozess auf Touren: die Ketogenese. Dabei werden angesammelte Fettsäuren in sogenannte Ketonkörper (Ketone) umgewandelt. Eines der Ketone ist Aceton; das riecht man manchmal im Atem von Fastenden. Die Ketonkörper gelangen über das Blut in Gehirn, Organe und Muskeln und werden dort in frische Energie für die Zellen umgewandelt. Der Organismus gewöhnt sich schnell an diese Ersatznahrung aus den Speichern. Je mehr Ketonkörper zur Verfügung stehen, desto weniger Glukose wird gebraucht. Damit läuft auch die Umwandlung von Eiweiß nur noch im Sparmodus. Der Körper hat endgültig auf Fastenbetrieb umgestellt und ernährt sich jetzt von innen.

DEN SCHALTER UMLEGEN

Initialzündung für diese Stoffwechselumstellung ist die Entleerung des Magen-Darm-Traktes ▸ siehe Seite 59. Der Blutzuckerspiegel sinkt, der Körper schüttet vermehrt den Botenstoff Adrenalin aus – das Signal, den Schalter auf Fastenbetrieb umzulegen. Nach zwei bis drei Tagen ist die Umstellung vollzogen, der gesamte Organismus läuft, wie Dr. Françoise Wilhelmi de Toledo, ärztliche Leiterin der Kliniken Buchinger Überlingen / Marbella, es nennt, auf Autopilot.

Fasten hält gesund

Beim vorübergehenden Verzicht auf Nahrung wird unser Verdauungstrakt ruhiggestellt und der Körper von Stoffwechselarbeit entlastet. Das hat, wie zahlreiche Studien belegen, eine ganze Reihe gesundheitsfördernder Effekte. Allen voran verringert Fasten das Risiko der Entstehung von Zivilisationskrankheiten wie Typ-2-Diabetes, Arteriosklerose, Herz-Kreislauf-Erkrankungen und Rheuma. Es beugt zudem altersbedingten Beschwerden vor ▸ siehe auch Seite 22 / 23.

- **Gewicht**: Durch die Ernährung aus den Fettreserven und die Entwässerung des Körpers verschwinden – je nachdem, wie lange man fastet – einige Kilos. Das gefährliche Bauchfett ▸ siehe Seite 12 schmilzt und der Bauchumfang reduziert sich.
- **Giftstoffe und sogenannte Schlacken**: Unser Körper besitzt ein fein ausgeklügeltes System, um sich zu reinigen und zu entgiften. Leber und Nieren gehören ebenso dazu wie Lunge, Haut und Darm. Diese Organe arbeiten ununterbrochen, um das, was der Körper nicht braucht, auszuscheiden. Ungesunde Ernährung, Stress und starke Schadstoffbelastung überfordern unser Ausscheidungssystem. Wenn wir älter werden, wird es ohnehin etwas träger. Fasten unterstützt es dabei, Altlasten aus Zellen und Bindegewebe ▸ siehe Seite 29 zu entsorgen. Dazu gehören Rückstände des Stoffwechsels und Eiweißablagerungen (»Schlacken«) ebenso wie Reste von Medikamenten und Umweltgifte. Außerdem wird Säure ausgeschieden. So verbessert sich der Stoffwechsel in Bindegewebe und Faszien, und Nährstoffe können vom Blut wieder besser in die Zellen gelangen.
- **Blutdruck**: Die geringere Menge an Flüssigkeit im Körper entlastet den Kreislauf. Das Herz kann besser arbeiten, Puls und Blutdruck sinken und regulieren sich.
- **Blutzuckerspiegel**: Auch der Insulinspiegel im Blut sinkt. Die Zellen reagieren wieder empfindlicher auf das Hormon der Bauchspeicheldrüse, das die Glukose aus dem Blut in die Zellen schleust. Die Sensitivität der Zellen für Insulin verbessert sich also, der Blutzuckerspiegel normalisiert sich.
- **Blutfette**: Da der Körper seine Fettreserven mobilisiert, zirkulieren vorübergehend mehr Fette im Blut, die abgeschöpft und zur Energiegewinnung verbraucht werden können. Erhöhte Cholesterinwerte normalisieren sich dadurch auf lange Sicht, eine Fettleber kann regenerieren.
- **Blutgerinnung**: Fasten »verdünnt« das Blut, die Blutplättchen (Thrombozyten) vernetzen sich nicht so leicht bis hin zu einer Verklumpung, und das Blut kann besser fließen. Das beugt Arteriosklerose vor.
- **Verdauung**: Der Magen-Darm-Trakt ist ruhiggestellt, alle Verdauungsorgane legen eine Erholungspause ein. Der Anteil des Immunsystems im Darm ▸ siehe Seite 33 muss sich nicht mit Fremdstoffen (Antigenen) aus der Nahrung auseinandersetzen.

Experten nennen das »Antigenpause für den Darm«, Entzündungen gehen zurück.

- **Darmschleimhaut**: Ihre Oberfläche wird geringer. »Schlechte« Bakterien werden ausgehungert, die »guten« überleben – die Darmflora regeneriert ▸ **siehe Seite 34**.

Fasten optimiert Körperfunktionen

Der Nahrungsverzicht verbessert auch einige Körperfunktionen, die Gesundheit und Wohlbefinden fördern. Wie lange der Effekt anhält, hängt jeweils vom Gesundheitszustand und dem individuellen Lebensstil ab.

- **Zellfunktion**: Die Arbeit aller Zellen und Organe wird angekurbelt.
- **Gehirnaktivität**: Unser Gehirn ist agiler. Wir sind wacher und klarer in unseren Gedanken; die geistige Leistungsfähigkeit verbessert sich und wir werden kreativer.
- **Glückshormone**: Die Wirkung von Botenstoffen, die unsere Stimmung aufhellen, wie Serotonin und Endorphine, wird verstärkt. Das wirkt antidepressiv, löst Ängste und gibt uns mehr Antrieb und Vitalität.
- **Stressresistenz**: Die Stresshormone Adrenalin, Cortisol und Noradrenalin steigen zu Fastenbeginn an und normalisieren sich später wieder. Auf diese Weise trainiert der Körper seine Widerstandskraft gegen Stress, die Stressresilienz.
- **Sinnesschärfe**: Unsere Sensibilität für alle sinnlichen Wahrnehmungen nimmt zu. Wir riechen und schmecken feinste Nuan-

cen. Das fördert zum Beispiel die Abneigung gegen das Rauchen und die Bevorzugung frischer, gesunder Nahrungsmittel. Da wir oft lärmempfindlicher sind, ziehen wir uns zurück, können uns auf uns selbst besinnen und frische Energie tanken.

- **Kälteempfindlichkeit**: Da der Körper im Sparmodus läuft, ist die Wärmeproduktion gedrosselt; wir frieren leichter. Diese erhöhte Empfindlichkeit führt dazu, dass wir besser für uns sorgen, uns ein warmes, entstressendes Bad und Ruhe gönnen.

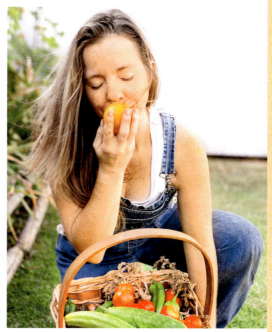

Die Sinne als Wegweiser zur Gesundheit: Fasten verfeinert unsere Wahrnehmung.

Fasten hält jung

Bei jeder Mahlzeit nehmen wir Fremdstoffe (Antigene) auf. Sie müssen vom Körper verarbeitet werden und können ihn zu Entzündungen reizen. Je weniger Nahrung wir zu uns nehmen, desto weniger Stress hat der Körper und desto geringer ist seine Abnutzung. Einige Experten folgern daraus, dass Fasten allein deshalb die Lebensspanne verlängern kann. Was spricht sonst noch dafür?

FASTEN RÄUMT IM KÖRPER AUF

Im Fastenbetrieb werden nicht nur Fette aus Speichern und dem Blut entsorgt, sondern auch Eiweißablagerungen aus den Zellen wie sogenannte AGEs (Advanced Glycation Endproducts; Immunkomplexe). Diese unlöslichen Zucker-Eiweiß-Verbindungen entstehen im Stoffwechsel durch die unkontrollierte Reaktion von Zuckermolekülen mit körpereigenen Proteinen und sind ebenso gefährlich wie freie Radikale – extrem aggressive Teilchen, die zum Beispiel bei Stress und durch Rauchen im Körper entstehen und die Zellen angreifen. Sie können durch Antioxidanzien wie Vitamin A, C und E unschädlich gemacht werden. Die AGEs schädigen dagegen die Mitochondrien, die kleinen Kraftwerke unserer Zellen, und fördern Entzündungen. Sie beschleunigen die Zellalterung und verkürzen unsere Lebenserwartung. Beim Fasten zerlegt der Körper die krank machenden Eiweiße und verwendet ihre Bestandteile, um neue, gesunde Zellen aufzubauen. Die Fastenmedizinerin Dr. Françoise Wilhelmi de Toledo spricht von einer Verjüngung des Eiweißpools. Durch die Aufräumaktion entledige sich der Körper lebensverkürzender Aggressoren.

FASTEN FÖRDERT WACHSTUM

Im Fastenbetrieb schüttet der Körper vermehrt das Wachstumshormon STH (Somatropin) aus. Normalerweise sinkt dessen Produktion ab dem 40. Lebensjahr: ein Faktor im Alterungsprozess. Wird die STH-Bildung zeitweilig angekurbelt, fördert das die Erneuerung von Geweben und die Zellregeneration. Auch die Darmschleimhaut wird nach dem Fasten neu aufgebaut und mit guten Bakterien besiedelt. STH ist außerdem wichtig für Muskelkraft und Knochenstabilität und wirkt der Fetteinlagerung entgegen.

FASTEN SCHÜTZT DIE ZELLEN

Durch den vorübergehenden Nahrungsverzicht bei einer Fastenkur werden Gene aktiviert, die ihrerseits die Produktion sogenannter Sirtuine (SIRT) anstoßen. Diese Enzyme beeinflussen die Alterung von Zellen: Sie verbessern ihre Regenerationsfähigkeit, unterstützen die Reparatur der Erbsubstanz (DNA) und sorgen dafür, dass die Telomere, die Endstücke der Chromosomen, erhalten bleiben. Je kürzer diese Endstücke sind, desto seltener teilt sich eine Zelle, sie altert und stirbt irgendwann. Die Anhäufung solcher alten, »verbrauchten« Zellen (die Mediziner nennen sie seneszente Zellen, von lateinisch »senescere« = alt werden) wird inzwischen für typische Alterserkrankungen verantwortlich gemacht. Studien mit Mäusen haben gezeigt: Die Lebenserwartung ließe sich steigern, wenn dieser »Zellmüll« aus dem Körper beseitigt würde. Bis so etwas auch bei Menschen möglich wäre, ist es allerdings noch ein sehr weiter Weg. Als ein praktikabler Ansatz, um Alterungsprozesse zu verzögern, gilt dagegen heute schon die Pflege der Telomere. Ziel dabei ist es, die Telomere so lang wie möglich zu erhalten. Die Sirtuine scheinen dabei eine Schlüsselrolle zu spielen und werden deshalb auch Anti-Aging-Enzyme genannt. Der genaue Einfluss des Fastens in diesem schützenden Prozess muss noch weiter untersucht werden, jedoch ist das bereits Bekannte ein vielversprechender Ansatz.

INFO

SO JUNG, WIE MAN SICH FÜHLT ...

Die Indizien sprechen dafür, dass Fasten nicht nur gesund, sondern auch jung hält. Ob das für uns tatsächlich auch in einer höheren Lebenserwartung zu Buche schlagen kann, ist bisher nicht wissenschaftlich nachgewiesen. In einer Studie mit stark übergewichtigen Menschen stellten Berliner Mediziner aber fest, dass die Teilnehmer nach Reduktion ihres Gewichts durch Buchinger-Saftfasten ▸ siehe Seite 45 in einem Vitalitätstest ihr biologisches Alter (»Funktionsalter«) um mindestens fünf Jahre zurückdrehen konnten. Solche Ergebnisse geben Hoffnung. Danach könnten wir wirklich selbst etwas dazu beitragen, um das kalendarische Alter unseres Körpers ein wenig biologisch zu relativieren. Fasten wäre dabei ein Mosaiksteinchen.

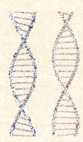

Wie Yoga den Fasteneffekt unterstützt

Yoga wirkt nicht allein auf ein Organ oder eine Funktion im Organismus. Zwar können einzelne Körper- und Atemübungen, Asanas und Pranayama, gezielt etwa die Verdauung ankurbeln oder die Hormondrüsen auf Trab bringen. Insgesamt gesehen wirkt Yoga aber unspezifisch und ganzheitlich, also gleichermaßen auf Körper, Geist und Seele. Yoga gleicht aus, harmonisiert, stärkt und vitalisiert. Der berühmte indische Yogameister B. K. S. Iyengar (1918–2014) schrieb einmal: »Yoga hat zum Ziel, die Beschränkungen des Körpers zu überwinden.« Da Körper, Geist und Seele sich ständig wechselseitig beeinflussen, bilden sie eine Einheit. Eine Yogaübung wirkt oberflächlich betrachtet zwar auf den Körper, dies hat indirekt aber auch Auswirkungen auf das Gehirn und letztendlich ebenso auf die Psyche und unsere seelische Verfassung.

> »Dein Körper ist dein Tempel. Halte ihn sauber und rein, damit die Seele darin wohnen kann.«
>
> B. K. S. IYENGAR, INDISCHER YOGAMEISTER

Entsprechend vielfältig sind die Effekte, die sich mit regelmäßigen Yogaübungen erzielen lassen, wie zahlreiche Studien inzwischen gezeigt haben.

- **Dehnung und Kräftigung**: Yoga dehnt und kräftigt die Muskulatur des ganzen Körpers und verbessert unsere Körperwahrnehmung. Vor allem aber wirken die statischen und dynamischen Übungen auf die Faszien – das Bindegewebenetz, das unseren ganzen Körper durchzieht ▸ siehe ab Seite 26. Asanas können die Faszien elastisch und beweglich halten. Dies ist eine wichtige Voraussetzung dafür, dass wir uns körperlich und seelisch wohlfühlen und gesund bleiben.
- **Atmung**: Auch die Atemmuskulatur wird durch spezielle Übungen kräftiger, die Lungenfunktion verbessert sich, der Atem wird tiefer und ruhiger.
- **Blutwerte**: Yoga verlangsamt die Herzfrequenz und normalisiert den Blutdruck. Blutfettwerte und Blutzuckerspiegel werden gesenkt, ebenso wie der Grundumsatz, der Energieverbrauch des Körpers.
- **Entspannung**: Stresshormone werden durch Yoga abgebaut, die Produktion von Cortisol wird gedrosselt; der Cortisolspiegel sinkt nachweisbar. Ist dieser dauerhaft erhöht, verkürzt das, wie Forscher herausgefunden haben, die Endstücke unserer Chromosomen – die Telomere – und beschleunigt so den Alterungsprozess ▸ siehe Seite 23. Entspannung schützt dagegen die

Telomere. Außerdem erhöht Yoga den Wert des Botenstoffes GABA (Gamma-Aminobuttersäure) im zentralen Nervensystem. Dieser Stoff hebt die Stimmung und wirkt antidepressiv.

- **Achtsamkeit**: Menschen, die Yoga praktizieren, nehmen Nahrungsmittel und Speisen intensiver wahr und essen bewusster. Sie spüren besser, ob sie satt oder noch hungrig sind, und können diese Empfindungen effektiver kontrollieren.
- **Ausgeglichenheit**: Yoga fördert nachweislich Flow-Erlebnisse (das völlige Aufgehen in einer Tätigkeit) und Gefühle wie Zufriedenheit, Dankbarkeit, Mitgefühl und Achtsamkeit. Die Lebensqualität verbessert sich. Übende haben mehr Vertrauen in sich selbst und ihr Leben. Für viele ist Yoga sogar eine Quelle für Glück.

Das Tolle an allen diesen positiven Reaktionen: Sie unterstützen den Erfolg des Fastens optimal, pushen einige seiner Wirkungen, gleichen andere wohltuend aus. Vor allem anfängliche beschwerliche oder negative Auswirkungen des Nahrungsverzichts lassen sich dämpfen. Es fällt leichter, am Ball zu bleiben und eventuelle Tiefs in den ersten Fastentagen erfolgreich zu durchschreiten. So ergänzen sich beide Methoden hervorragend. Zusammen sind sie eine hocheffektive Kombi mit nachhaltigen Synergieeffekten, von denen Sie profitieren können.

INFO

SYNERGIE VON YOGA UND FASTEN

Wirkungen von Yoga:
- Grundumsatz sinkt
- Verdauung wird angekurbelt
- Atmung wird tiefer und ruhiger
- Cortisolspiegel sinkt
- Stress wird abgebaut, Entspannung setzt ein
- GABA hebt die Stimmung
- Essverhalten wird achtsamer
- Muskeln werden gekräftigt
- Faszien werden elastischer und beweglicher ▸ **siehe ab Seite 27**

Wirkungen des Fastens:
- Löst Ernährung von innen aus
- Schnellere Ausscheidung
- Bessere Entgiftung
- Sorgt für schnelleren Abbau von Stresshormonen
- Höhere Stressresilienz
- Bessere Stimmung
- Bewusstere Sinneswahrnehmung
- Erhalt der Muskelmasse
- Reinigung des Bindegewebes von belastenden Ablagerungen

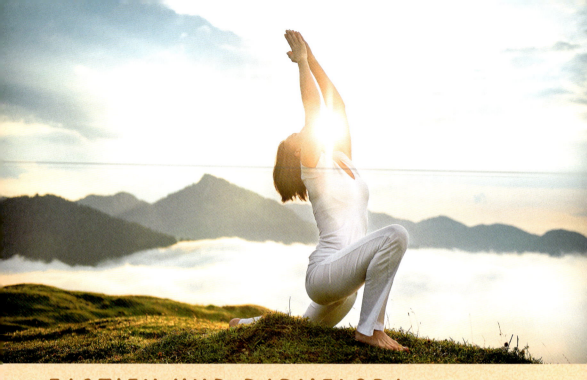

FASZIEN UND DARMFLORA: WICHTIG FÜRS WOHLBEFINDEN

Die ganzheitliche Wirkung der Kombination von Fasten und Yoga zeigt sich auch in besonderer Weise, wenn wir uns zwei Organe unseres Körpers genauer ansehen, die in den letzten Jahren immer stärker in den Fokus der Wissenschaft und auch des öffentlichen Interesses gerückt sind. Zum einen ist das unser Darm, speziell die Bakterien, die seine Schleimhaut besiedeln. Zum anderen sind es die Faszien (von lateinisch »fascia« = Band oder Bündel), diese sind ein wesentlicher Teil unseres Bindegewebes. Beide Organe sind lange Zeit unterschätzt und daher oft vernachlässigt worden. Neuere Studien haben jedoch gezeigt, dass sie einen maßgeblichen Einfluss auf unsere Gesundheit und unser Wohlbefinden haben. Auf beide hat Fasten-Yoga direkte positive Auswirkungen. Aus diesem Grund widmen wir ihnen hier einen eigenen Abschnitt.

Faszien: sensibles Signalnetzwerk

Die unscheinbaren blassweißen Bindegewebsfasern galten lange als passives Füllmaterial unseres Körpers. Inzwischen hat die Forschung dieses Bild revidiert: Die Faszien sind eines unserer wichtigsten Sinnesorgane, unser sechster Sinn, der unsere körperliche und seelische Gesundheit aktiv beeinflusst. Die Faszien umhüllen alle unsere Organe, Muskeln, Knochen, Sehnen und Bänder und durchziehen als weitmaschiges, dreidimensionales Netz den ganzen Körper. Dieses Netz besteht aus dehnbaren, aber sehr reißfesten Gerüsteiweißen wie Kollagenen und Elastin, aus Wasser und dem »Schmiermittel« Hyaluronsäure. Gebaut ist es wie ein Scherengitter, das von den Zehenspitzen bis zur Hirnhaut alles miteinander verbindet: Es hält aber nicht nur die Körperstrukturen zusammen, sondern bildet auch ein hochsensibles körperweites Signalsystem.

Sensoren fürs Wohlgefühl

Vor allem die Faszien in und um Muskeln und in der Knochenhaut reagieren sehr sensibel auf Reize. Das haben Forscher wie der Humanbiologe und Diplompsychologe Dr. Robert Schleip, Direktor des Fascia Research Project der Division of Neurophysiology an der Universität Ulm, herausgefunden ▸ **siehe auch Buchtipp Seite 141.** Diese Fasern besitzen nicht nur muskelartige Zellen, mit denen sie sich eigenständig zusammenziehen können, sondern überdies eine Vielzahl von Sensoren, die jede Bewegung, Dehnung, Berührung und Veränderung der Lage im Raum registrieren, sowie Rezeptoren, die Schmerzsignale weiterleiten. Viele dieser Informationen werden an das vegetative Nervensystem, das unbewusste Vorgänge im Körper wie die Verdauung und die Atmung steuert, weitergeleitet. Andere gelangen direkt ins Gehirn, und zwar in den Teil unserer Schaltzentrale, in dem Körperwahrnehmungen und Gefühle miteinander verknüpft werden.

INFO

FAKTEN ÜBER FASZIEN

- Etwa ein Fünftel unseres gesamten Körpervolumens besteht aus Fasziengewebe.
- Faszien halten uns in Form. Sie umhüllen Muskeln, Organe und Knochen. Auch Sehnen, Bänder, Sehnenplatten und Gelenkkapseln gehören zu diesem Bindegewebe.
- Die meisten Faszien sind weniger als einen Millimeter dick.
- Verdickung und Verletzungen der Faszien zeigen sich in Veränderungen von Zehntelmillimetern; sie sind nur auf hochauflösenden Ultraschallaufnahmen zu erkennen.

Wir brauchen das kommunikative Netz der Faszien also, um unseren Körper, seine Bewegungen und seine Haltung wahrzunehmen (Propriozeption = Eigenwahrnehmung). Die sensiblen Fasern spielen aber auch eine große Rolle dabei, wie es uns geht, körperlich ebenso wie seelisch.

Wenn Faszien verfilzen

Probleme treten auf, wenn die Faszien ihre natürliche, gesunde Gewebestruktur verlieren. Schuld daran ist fast immer Bewegungsmangel, aber auch Verletzungen und Operationen hinterlassen ihre Spuren im Fasziennetzwerk. Wird das elastische Gitter nicht regelmäßig gedehnt, verliert es seine Elastizität, es wird steif. Aus den normalerweise leicht gewellten Fasern wird ein verklebtes Knäuel. Dieser Filz beeinträchtigt, gleichgültig wo er sitzt, das gesamte Signalsystem und kann überall im Körper Auswirkungen haben. Es ist wie beim Bettbeziehen: Zieht man das Laken an einer Seite glatt, bewegt es sich auch an der anderen. Auf jede Störung reagiert also das Bindegewebe des gesamten Organismus. So kann, wenn ein Knie beim Joggen schmerzt, eine zu stark gespannte Nierenfaszie schuld sein. Grund dafür ist der »innere Strom«, der durch unseren Körper fließt. Das Fasernetz wird von einer zähen Flüssigkeit umspült, die aussieht wie rohes Eiweiß. Hier tummeln sich Enzyme, Antikörper und Hormone sowie Stoffe, die den Zellen Energie liefern.

Diese Grundsubstanz oder Zwischenzellflüssigkeit ist ständig in Bewegung und steht in engem Austausch mit der Lymphe, der Flüssigkeit in unserem Lymphsystem, welche eine wichtige Rolle bei der Immunabwehr und auch beim Flüssigkeitstransport spielt. Im Zusammenspiel von Faszien und Lymphe werden Keime unschädlich gemacht, Schadstoffe und Abfallprodukte des Stoffwechsels entsorgt und Nährstoffe dorthin transportiert, wo sie gebraucht werden. Verkleben die Faszien, wird nicht nur die Beweglichkeit der Muskeln und Organe eingeschränkt. Es kommt auch zum Stau in der Grundsubstanz und im Lymphsystem. Zellen und Organe werden nicht mehr optimal mit Energie versorgt, Abbauprodukte häufen sich an, Entzündungsprozesse können entstehen. Hält dieser Zustand länger an, verlieren die Faszien immer mehr an Elastizität, ein Teufelskreis ist in Gang gekommen.

Yoga pflegt die Faszien

Um dem Filz entgegenzuwirken und die Faszien auf Dauer geschmeidig zu halten, helfen jedoch weder Gerätetraining noch Dauerlauf. Die empfindsamen Fasern sind sehr eigen. Sie brauchen zwar relativ hohe Belastungen, um zu reagieren, aber sie mögen es eher langsam, behutsam und in kleinen Schritten. Jegliche Überforderung ist ihnen zuwider und wirkt kontraproduktiv. Sie sprechen nur auf spezielle Reize an. Yoga ist daher optimal für eine sanfte Faszienpflege.

TIPP

YOGA FÜR DAS FASZIENGEWEBE: RICHTIG ÜBEN

Ist das Gewebe bereits verklebt und dadurch die Bewegung einge-schränkt, sind anfangs kleine wip-pende und hüpfende Bewegungen am besten, mit wenigen Wiederholun-gen, deren Intensität allmählich schrittweise gesteigert wird. Ganz wichtig dabei: immer wieder Pausen einlegen, ein, zwei Tage lang abwar-ten bis zum nächsten Training. Denn das Dehnen verursacht Mikrorisse im Faserfilz, und die müssen heilen. Die Bindegewebszellen werden dadurch angeregt, neues Kollagen zu bilden. So regenerieren sich die Faszien Stück für Stück, über Wochen und Monate hinweg, wenn sie geduldig und regelmäßig gepflegt werden.

Viele Yogaübungen dehnen gezielt die gro-ßen Faszien, die Körperteile miteinander verbinden. Das achtsame Hineingehen in eine Haltung gefällt den sensiblen Fasern, die unterstützende Atmung fördert gezielt das Loslassen, das anschließende Nachspü-ren gewährt die wichtige Pause. Der Impuls, den die Faszien durch die Asanas bekom-men, stößt den Abbau alter, verklebter Kol-lagenansammlungen an und begünstigt den Aufbau neuer Strukturen. Besonders effektiv sind dabei fließende und rhythmische drei-dimensionale Bewegungen, die bewusst aus-geführt und durch gezielte Atmung begleitet werden. Solche Bewegungen geben den Fa-sern heilsame Impulse. Gleichzeitig wird durch die Dehnung Wasser aus dem Gewebe gedrückt, sodass es sich anschließend besser wieder vollsaugen kann. Faszien bestehen zu 70 Prozent aus Wasser, je weniger sie davon bekommen, desto spröder sind sie. Eine ge-zielte Aufnahme von Flüssigkeit unterstützt den Regenerationsprozess.

Fasten verbessert den Stoff-wechsel im Bindegewebe

Auch die Zusammensetzung der Grundsub-stanz, also der Flüssigkeit, die die Faszien umgibt, beeinflusst den Zustand der Fasern. Wie wir bereits gesehen haben, schwimmen in diesem »inneren Strom« nicht nur Nähr-stoffe für die Zellen, sondern auch Abbau-produkte des Stoffwechsels, wie Rückstände aus Medikamenten und Umweltgiften und Eiweißablagerungen aus den Zellen. Außer-dem werden Säuren, die im Körper entste-hen und nicht schnell genug über Lunge, Le-ber, Nieren und Haut abgebaut und ausge-schieden werden können, im Bindegewebe zwischengelagert. Ist dieses Puffermilieu da-durch übersäuert, hat das negative Folgen für das Fasziengewebe. Es reicht schon eine geringfügige Verschiebung des pH-Werts der Zwischenzellflüssigkeit Richtung sauer, damit sich die muskelartigen, kontraktilen Zellen in den Faszien zusammenziehen. Dadurch verlieren diese ebenfalls an Elastizität und verkleben. Hier kann – neben einer gesunden Ernährung – das Fasten wirkungsvoll Einfluss nehmen. Durch das Umschalten des Körpers in den Fastenmodus sorgt er selbst für einen Kehraus von Altlasten. So lässt sich auch der Stoffwechsel im Bindegewebe nachhaltig verbessern.

Fasten-Yoga löst den Faszienfilz

Dank dieser Synergieeffekte gelingt es Fasten und Yoga in Kombination auf unterschiedlichen Ebenen, den Faszienfilz, der unser Wohlbefinden beeinträchtigt, aufzulösen oder zumindest einen solchen Prozess anzustoßen. Angesichts der Bedeutung, die die neuere Forschung dem Faszien netz beimisst, erscheinen viele Wirkungen des Fasten-Yoga in einem ganz neuen Licht. Und vieles, was in Körper, Geist und Seele dabei passiert, lässt sich nachvollziehen und erklären. Selbst starke Veränderungen des Fasernetzwerks, die bei Erkrankungen wie chronischen Rückenschmerzen, Rheuma und Fibromyalgie heftige Beschwerden bereiten, lassen sich lindern. Allerdings sollten Menschen mit solchen Erkrankungen Fasten-Yoga auf jeden Fall zunächst unter ärztlicher Aufsicht durchführen ▸ siehe Seite 46/47.

TIPP

SANFTE FASZIENMASSAGE

Wer zusätzlich zu geeigneter Bewegung noch mehr zur Pflege seiner Faszien tun möchte, kann sie massieren. Dafür gibt es spezielle Faszienrollen. Sie sind formstabil und in verschiedenen Größen und Härtegraden erhältlich. Anleitungen werden mitgeliefert. Wichtig ist grundsätzlich, langsam Stück für Stück über den jeweiligen Körperteil zu rollen – also nicht einfach nur schnell hin und her. Anfangs kann dies wehtun; der Schmerz beim Rollen sollte aber nicht unangenehm sein. Sie sollten den Druck also entsprechend individuell dosieren. Am besten pflegen Sie Ihre Faszien täglich mit einer solchen Massage. So lösen sich selbst hartnäckige Verfilzungen mit der Zeit. Buchtipps zur Faszienbehandlung finden Sie im Serviceteil ▸ siehe Seite 141.

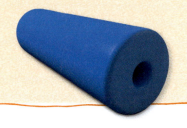

Darm: einflussreiches Ökosystem

Ein ebenso faszinierendes Organ wie die Faszien ist unser Darm. Auch über ihn hat die Wissenschaft in den letzten Jahren Erstaunliches herausgefunden. Er ist viel mehr als der »Verdauungsschlauch« in unserem Körper, der Ort der Nährstoffverwertung und Abfallentsorgung: Der Darmtrakt ist die Außenstelle unseres Gehirns im Bauch! Vor allem aber beherbergt er ein ganzes Ökosystem, das unsere körperliche und seelische Gesundheit entscheidend bestimmt.

Mächtige Mikrobenwelt

Rund 30 Tonnen Nahrung und 50 000 Liter Flüssigkeit nehmen wir in einem 75-jährigen Leben zu uns. Bakterien in unserem Körper sind unentbehrliche Helfer bei der Aufgabe, alles möglichst gut zu verdauen und daraus die für unseren Körper notwendigen Nährstoffe zu gewinnen. Eine seit Langem bekannte Tatsache, doch zahlreiche Studien haben inzwischen gezeigt, wie gigantisch die Welt der Mikroben in unserem Inneren ist und wie weitreichend ihr Einfluss auf unser ganzes Leben. »Wir sind nur zu zehn Prozent Mensch«, so die englische Wissenschaftsautorin Dr. Alanna Collen. »Wir bestehen mehr aus ›ihnen‹ als aus ›uns‹.« Etwa 100 Billionen Bakterien tummeln sich in unserem Verdauungssystem, die allermeisten von ihnen halten sich im

INFO

FAKTEN ÜBER DEN DARM

- Unser Darm ist acht Meter lang.
- Die Oberfläche seiner Schleimhaut misst 300 bis 400 Quadratmeter, mehr als ein Tennisplatz.
- Die Darmbakterien wiegen ein bis zwei Kilo – so viel wie unsere Leber oder unser Gehirn.
- Im Darm leben 99 Prozent der Bakterien unseres Körpers. Allein im Dickdarm siedeln zehnmal so viele, wie unser Organismus Zellen hat.

etwa 1,5 Meter langen Dickdarm auf. Mehr als 1 000 verschiedene Arten verrichten hier ihre Arbeit – je mehr unterschiedliche Stämme vorhanden sind, desto besser ist es für unsere Gesundheit, darauf scheinen erste Forschungsergebnisse hinzuweisen. Wer über ein vielfältiges, harmonisch interagierendes bakterielles Innenleben verfügt, hat offenbar weniger Probleme mit Diabetes, Arteriosklerose, depressiven Verstimmungen und Übergewicht. Spannend: Die bislang vielfältigste körpereigene Bakteriengemeinschaft haben Forscher bei einem isoliert lebenden Stamm von Yanomami-Indianern am Amazonas gefunden. Diese Menschen leiden kaum an den oben genannten Beschwerden!

DARMBAKTERIEN UND ÜBERGEWICHT

Eine veränderte Darmflora ist einer der wichtigsten Gründe für Übergewicht ▸ siehe Seite 12. Bei Übergewichtigen finden sich dort nämlich mehr von denjenigen Mikroorganismen, die besonders gute »Futterverwerter« sind. Sie produzieren Enzyme, die auch noch solche Nahrungsbestandteile aufspalten, die von anderen Bakterien nicht verarbeitet werden können. So verwerten sie mehr Kalorien aus Kohlenhydraten und speichern die Energie in Fettdepots. Um diese übereifrigen Bewohner zu verdrängen, müssen wir sie aushungern. Das bedeutet: statt Kohlenhydrate aus Getreide, Brot, Nudeln und Kartoffeln solche aus Gemüse und Obst essen. Das mögen die »Dickma-

cher« nicht so gern. Stattdessen gefällt das einer anderen Bakteriensorte, die unverdauliche Ballaststoffe nicht so effektiv verwertet und sich eher im Darm schlanker Menschen wohlfühlt. Den Einstieg in diese gesündere Ernährung kann Fasten-Yoga unterstützen.

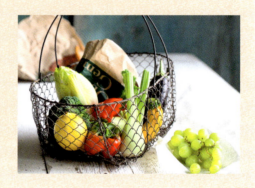

NIMMERMÜDE WINZLINGE

Mediziner nennen die Gesamtheit der Bakterien »Mikrobiota«, auch »Mikrobiom« oder »Darmflora«. Viele Experten betrachten dieses Ökosystem in unserem Bauch sogar als ein eigenständiges Organ. In jedem Fall sind die Winzlinge enorm chemisch aktiv. Sie produzieren Enzyme, die Kohlenhydrate aus der Nahrung aufspalten, und sie verwerten auch unverdauliche pflanzliche Ballaststoffe so weit wie möglich, bevor die

Reste ausgeschieden werden. Sie unterstützen die Aufnahme von Nährstoffen, produzieren auch selbst Vitamine wie B_2, B_{12} und Folsäure und bekämpfen schädliche Erreger.

Barriere gegen Krankheitserreger

Die Darmschleimhaut gehört physiologisch nicht zum Körperinneren, sondern zur »Außenwelt«. Krankheitserreger müssen diese Barriere erst einmal überwinden, um in den Stoffwechsel des Körpers zu gelangen.

Im Vergleich zu unserer äußeren Hauthülle mit einer Fläche von rund zwei Quadratmetern kann dieser innere Schutzwall mit einer enormen Fläche aufwarten: Auf mehreren hundert Quadratmetern wehrt die Darmschleimhaut unermüdlich Eindringlinge ab und ist somit der wichtigste Teil unseres Immunsystems. Rund 80 Prozent aller Antikörper zur Abwehr von Erregern werden hier produziert. Ist die Barriere nicht mehr intakt oder entstehen hier unterschwellige entzündliche Prozesse, wird die Darmwand durchlässiger; Krankheiten, auch chronische, sind die Folge. Eine entscheidende Rolle spielen dabei körpereigene Mikroben. Sie alarmieren durch Botenstoffe die Akteure der Abwehrkräfte und unterstützen so den Aufbau und das Training von Abwehrzellen. Sie können aber auch selbst die Ursache für Entzündungsreaktionen sein.

Empfindliches Gleichgewicht

Gefährlich kann es immer dann werden, wenn sich die Zusammensetzung der Mikrobiota ungünstig verändert. Am besten kann das Darmbiotop seine Pflichten erfüllen, wenn darin möglichst viele verschiedene Mikrobenarten symbiotisch zusammenleben und dabei die »guten« Bakterien gegenüber »schlechten«, krank machenden überwiegen. Wird dieses sensible Gleichgewicht gestört – Ärzte sprechen dann von einer Darmdysbiose –, kann uns das krank machen. Verantwortlich dafür können ne-

ben Krankheitserregern auch Medikamente sein, zum Beispiel Mittel, die die Magensäure binden. Besonders Antibiotika verursachen enorme Schäden in der Darmflora, weil sie flächendeckend alle Bakterien ausrotten, ohne zwischen »gut« und »böse« zu unterscheiden. Nach der Einnahme solcher Mittel dauert es oft mehrere Monate, bis sich die Mikrobiota regeneriert hat.

LEBENSGEWOHNHEITEN, DIE DEN DARMBAKTERIEN SCHADEN

Auch eine ungesunde Ernährungsweise, Rauchen, häufiger Alkoholkonsum und vor allem Stress verändern die Lebensbedingungen unserer winzigen Mitbewohner und zerstören die harmonische Bakteriengemeinschaft unseres Darms. Die »kulturelle Vielfalt« im Mikrokosmos verschiebt sich. Wer chronisch unter Stress steht, hat andere Darmbewohner als jemand, der entspannt lebt. Das hat nicht nur Einfluss auf die Verdauung, sondern auch aufs Immunsystem, auf die Entstehung von Krankheiten und sogar auf unsere Stimmung.

Denn die Darmwand ist nicht nur ein Abwehrspezialist, sie ist auch unser Bauchhirn. Sie ist durchzogen von einem Nervengeflecht, das direkt mit dem Nervus Vagus, dem größten Hirnnerv des vegetativen Nervensystems, kommuniziert und so unsere unbewussten Körperfunktionen beeinflusst. Dieses sogenannte Enterische Nervensystem (ENS) in unserem Verdauungstrakt ist quasi

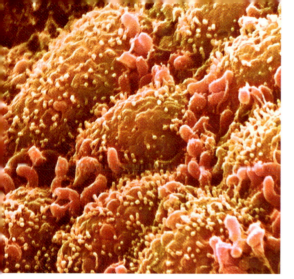

Das Gleichgewicht der Bakteriengemeinschaft im Darm ist sehr sensibel.

gespickt mit chemischen Sensoren, und die reagieren ebenfalls auf Botenstoffe, die von den Mikroben produziert werden. Etwa 90 Prozent des körpereigenen Serotonins, unseres »Wohlfühlhormons«, werden hier gebildet, ebenso wie weitere Neurotransmitter – Substanzen, die Gehirn und Psyche beeinflussen. So schicken die Bewohner unserer Eingeweide Signale Richtung Gehirn, vorzugsweise ins limbische System, den Ort, wo unsere Gefühle verarbeitet werden, und Antworten von dort wandern prompt in die andere Richtung zurück in unseren Darm. Kein Wunder also, dass die Botschaften von Bakterienkolonien, die in einem gestressten Darm leben, eher zu schlechter Laune, Niedergeschlagenheit und Depression führen. Und dass Angst vor einem unangenehmen Termin Durchfall verursachen kann.

Mit Fasten-Yoga regeneriert sich die Darmflora

Unser Darm ist also ein Multitasker, der in unserem Körper vielfältige Aufgaben erfüllt. Und auch wenn seine Funktion uns manchmal eher unangenehm und lastig ist, sollten wir seine Leistungen anerkennen und ihn durch gesunde Ernährung und entsprechende Pflege unterstützen. Fasten-Yoga kann dazu einiges beitragen.

URLAUB FÜR DEN DARM

Durch den Nahrungsverzicht bekommt der Darm für eine gewisse Zeit eine wohlverdiente Pause von der Verdauungsarbeit. Noch wichtiger ist jedoch, dass er sich nicht mit dem, was wir täglich zu uns nehmen, auseinandersetzen muss. Denn alles, was wir essen, ist für unseren Körper zunächst einmal ein Fremdstoff. Um seiner Abwehraufgabe gerecht zu werden, muss er überprüfen, ob dieser harmlos für uns ist oder ob er dem Organismus schaden kann. Ist Letzteres der Fall, leitet der Darm Maßnahmen gegen das Antigen ein, um es unschädlich zu machen. Während des Fastens muss er sich auch darum nicht kümmern. Er kann sich erholen. Eventuelle unterschwellige Entzündungen gehen zurück.

Weil jetzt nichts verdaut werden muss, schrumpft die Darmschleimhaut zusammen. Ihre Oberfläche nimmt ab, die Ausstülpungen darin, die Darmzotten, werden flacher. Wenn wir dann wieder essen und die Schleimhaut zum Verdauen gebraucht wird, baut sie sich schnell wieder neu auf. Unterstützt wird dieser Regenerationsprozess durch das Wachstumshormon STH (Somatropin), das der Körper im Fastenmodus vermehrt ausschüttet ▸ siehe Seite 22.

»FRISCHZELLENKUR« FÜR DIE DARMSCHLEIMHAUT

Neben der wohltuenden Ruhepause für den Darm verändert das Fasten auch die Besiedelung der Darmschleimhaut. Der ausbleibende Nachschub an Nahrung macht zuerst den »schlechten« Bakterien zu schaffen; sie werden ausgehungert, sterben ab und können ausgeschieden werden. Die »guten« Bakterien dagegen sind resistenter, sie überstehen Hungerphasen eher. Außerdem bekommen diese Mikroben durch entsprechende Nahrungsmittel beim Fastenbrechen gezielt einen Anstoß, damit sie sich wieder vermehren. So wird die frisch regenerierte Darmschleimhaut neu mit »gesunden« Bakterien besiedelt. Die Mikrobiota kommt so wieder ins Gleichgewicht.

YOGA FÖRDERT REINIGUNGSPROZESSE

Unterstützende Yoga- und Atemübungen kurbeln bei diesem ganzen Prozess die Ausscheidungsvorgänge an, sorgen aber auch für wohltuende Entspannung. Pranayama vertieft die Atmung, begünstigt so den Gasaustausch und damit die Entgiftung über die Lungen. Die Asanas entfalten über die Deh-

nung der Faszien, wie Studien gezeigt haben, eine ganzheitliche Wirkung. Yoga wirkt beruhigend auf das vegetative (unwillkürliche) Nervensystem. Statt des Sympathikus – der Teil des Nervensystems, der den Körper in Alarmbereitschaft versetzt und seine Leistung steigert – übernimmt sein Gegenspieler, der Parasympathikus, die Regie. Atmung, Herzschlag und Puls beruhigen sich, mit dem Bindegewebe entspannt sich der ganze Körper, Stress wird reduziert.

Yoga erhöht nachweislich den Tonus des Nervus Vagus, der für die Ausschüttung von Verdauungsenzymen und für eine geregelte Arbeit des Darms sorgt. Während unter Stress die Verdauung auf ein Minimum gedrosselt wird, begünstigt Entspannung die Ausscheidung von Nahrungsrückständen und Altlasten des Stoffwechsels ebenso wie das Verarbeiten und Loslassen von Gedanken und Gefühlen. Auf diese Weise unterstützen die Yoga-Asanas und Pranayama während des Fastens die Reinigung von Körper, Geist und Seele.

> »Unser Mikrobiom ist eben-
> so einzigartig wie unser
> Fingerabdruck.«
>
> DR. ALANNA COLLEN, EVOLUTIONSBIOLOGIN,
> ZOOLOGIN UND WISSENSCHAFTSAUTORIN

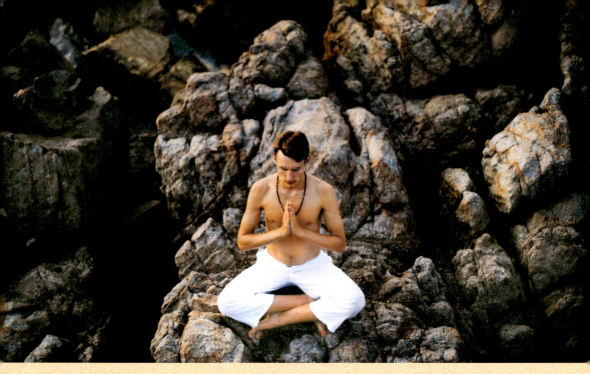

VERZICHT ALS BEREICHERUNG FÜR SEELE UND GEIST

Nach allem, was wir bisher gesehen haben, bedeutet Fasten für uns keineswegs nur Verzicht – wir gewinnen damit auch einiges. Unsere Gesundheit kann von Fasten-Yoga profitieren und Alterungsprozesse lassen sich vermutlich günstig beeinflussen. Die Habenseite des Kontos füllt sich noch mehr, wenn wir zusätzlich zu den gesundheitsfördernden Aspekten in körperlicher Hinsicht auch die positiven seelischen und geistigen Effekte einrechnen, die uns ein zeitweiliger Nahrungsverzicht zusammen mit Yogaübungen schenken kann. Daraus können sich Möglichkeiten auftun, bestehende Probleme (endlich) zu bewältigen und unseren Lebensstil nachhaltig zu verändern. Damit finden wir zurück zu möglicherweise lang vermisster Leichtigkeit und Lebensfreude. Und das kann die größte Bereicherung überhaupt sein.

Auszeit vom Alltag

Das Schönste am Fasten ist, dass es uns einen Rückzug ermöglicht. Sicher, immer wieder hört man von Menschen, die auch während des Nahrungsverzichts arbeiten und ganz normal ihre täglichen Pflichten erfüllen. Für jemand, der bereits Erfahrung im Fasten hat, vielleicht eine Option. Doch besser ist es, Sie klinken sich für diese Zeit aus dem Alltag aus und gönnen sich wirklich eine Auszeit. Keine Verpflichtungen, kein Fernseher, kein Radio, kein Handy, kein Internet, keine ablenkenden Informationen von außen. Die Welt bricht davon nicht zusammen und es wird Ihnen guttun.

Wenn Sie sich eine Pause gestatten, können Sie sich um sich selbst kümmern und sich die nötige Ruhe gönnen, wann immer Sie sie brauchen. Gerade in den ersten Tagen kann es vorkommen, dass Sie sich müde und schlapp fühlen ▸ siehe Seite 63. Solche Zeichen Ihres Körpers sollten Sie nicht übergehen. Er zeigt Ihnen, dass Sie Erholung brauchen, damit er sich regenerieren kann. Lassen Sie es zu. Geben Sie ihm die Zeit, die er fordert – und sich selbst die Freiheit, mitten am Tag ein Schläfchen zu halten.

Gewonnene Zeit nutzen

Wenn Sie fasten, müssen Sie sich keine Gedanken darüber machen, was Sie essen möchten. Sie müssen kaum etwas einkaufen, nicht an der Supermarktkasse anstehen, nicht aufwendig kochen und die Küche aufräumen. Sie gewinnen wertvolle Zeit, Freiräume, die Sie für sich selbst nutzen können. Spazieren gehen, ein Bad nehmen, die Haut intensiv pflegen, lesen, meditieren – es gibt so viele Möglichkeiten, sich selbst zu verwöhnen. Gönnen Sie sich bewusst Dinge, die sonst im Alltagstrubel zu kurz kommen, die Sie schon lange nicht mehr gemacht haben. Vielleicht möchten Sie auch Neues ausprobieren, zum Beispiel eine bestimmte Wellnessbehandlung. Hauptsache, Sie achten sorgsam auf Ihre eigenen Bedürfnisse.

Den Körper wieder spüren

Alles, worum Sie sich sonst in Ihrem Leben kümmern müssen, liegt jetzt in anderen Händen. Sie haben eine wohlverdiente Pause. Nutzen Sie sie, um Stress abzubauen und sich zu entspannen. So unterstützen Sie den Fastenprozess und können Kraft und frische Energie für Ihre Pflichten tanken.

INFO

DER GEWINN DER AUSZEIT

- Stressreduktion
- Entspannung
- Achtsamkeit
- Balance
- Entdecken neuer Möglichkeiten
- Selbstfürsorge

Entdecken Sie mit der Leichtigkeit auch den Wert der Langsamkeit. Nichts treibt Sie, keine Termine, keine Hektik. Für viele ist das eine völlig neue Erfahrung. Auch hierin liegt ein Gewinn der Fasten-Yoga-Auszeit!
Wer sehr gestresst ist, kann anfangs Schwierigkeiten haben, sich selbst zu spüren, und merkt daher vielleicht auch nicht, was er jetzt gerade für sein Wohlbefinden braucht. Dann helfen die Yogaübungen dabei, Stück für Stück wieder im eigenen Körper anzukommen. Sie verbessern die Eigenwahrnehmung, weisen uns darauf hin, wo Anspannung und Blockaden sitzen, und helfen uns, diese zu lösen. Wichtig ist, dass Sie Geduld mit sich und Ihrem Körper haben. Nicht immer klappt die Umstellung vom Alltagsmodus gleich. Wer sich lange nicht um sich selbst gekümmert hat, braucht erfahrungsgemäß etwas mehr Zeit, profitiert dafür aber umso deutlicher von der Auszeit.

> » Der Faster ist geneigter, die Entrümpelung des Dachbodens und der Herz-Beletage vorzunehmen, als der Nichtfaster. «
>
> DR. OTTO BUCHINGER

TIPP

SCHLÜSSELFRAGEN

Blicken Sie zurück:

- Haben Sie schon einmal gefastet? Oder haben Sie eine Zeit lang bewusst auf etwas verzichtet – wenn ja, auf was?
- Warum haben Sie das gemacht?
- Wie ist es Ihnen dabei ergangen?
- Wie fühlte sich der Verzicht an?
- Welchen Effekt haben Sie dabei und danach gespürt?
- Haben Fasten oder Verzicht zu nachhaltigen Veränderungen in Ihrem Leben geführt? Wenn ja, zu welchen?

Sich selbst erfahren

Ebenso wie Sie Ihren Körper in der Ruhe und Stille einer Fasten-Yoga-Auszeit wieder besser spüren können, werden Sie auch ganz neue Seiten an sich selbst entdecken. Wie leicht fällt es Ihnen, auf Nahrung zu verzichten? Haben Sie Probleme, den einmal gefassten Vorsatz, fasten zu wollen, durchzuhalten, oder fällt es Ihnen überraschend leicht? Wie gut können Sie sich darauf einlassen, sich aus dem Alltag zurückzuziehen? Was fehlt Ihnen am meisten? Was gefällt Ihnen am besten in dieser Situation?

Annehmen, was kommt

Vielleicht stellen Sie fest, dass Sie willensstärker sind, als Sie bisher dachten, dass Sie leichter durchhalten als andere in Ihrer Fastengruppe ▸ siehe Seite 55. Vielleicht merken Sie aber auch, dass Sie zum Beispiel mit der Ruhe nicht zurechtkommen, dass Sie nervös werden. Oder es drängelt sich plötzlich ein ungelöster, seit Langem schwelender Konflikt massiv in Ihr Bewusstsein und fordert Ihre Aufmerksamkeit. Alles ist möglich, wenn endlich einmal Zeit und Raum dafür ist. Lassen Sie es geschehen und verdrängen Sie nichts. So haben Sie die Chance, Nutzen aus dieser Selbsterkenntnis zu ziehen.

Auch negative Gefühle können interessant sein. Hinter Wut, Traurigkeit, Hass oder Unzufriedenheit verbergen sich unterdrückte Bedürfnisse; deshalb können diese zunächst verstörend wirkenden Emotionen den Weg weisen, um eine nötige Veränderung in die Wege zu leiten und das eigene Leben stimmiger zu gestalten. So nutzen Sie Ihre Energie auf wirkungsvollere Weise.

Nicht selten zeigen sich gerade in einer solchen besonderen Situation, die außerhalb der Alltagshektik liegt, lange missachtete und fast vergessene Wünsche ebenso wie Lösungen für Probleme sowie schlummernde Möglichkeiten. Wenn Sie alles annehmen, was kommt, kann das Ihrem Leben eine völlig neue Richtung geben – und Ihnen vielleicht künftig mehr Zufriedenheit und Erfolg schenken.

TIPP

ERINNERUNGSBUCH

Kaufen Sie sich ein schönes Notizbuch und halten Sie darin alles fest, was Sie in der Fasten-Yoga-Zeit beschäftigt. Gedanken und Gefühle, die auftauchen. Ideen und Wünsche, die Ihnen durch den Kopf gehen. Schreiben Sie ehrlich auf, wie es Ihnen geht – körperlich und psychisch. Dieses Buch ist nur für Sie. Wenn Sie keine Lust auf Worte haben, zeichnen oder malen Sie. Wer weiß, was sich aus diesen Momentaufnahmen noch entwickelt, welche Impulse für Ihre Lebensaufgaben sich darin verbergen.

So intensiv und in Ruhe in sich hineinzuhorchen, kann also sehr lohnend sein. Sie entdecken dabei eigene Stärken, die Sie möglicherweise überraschen. Zugleich können Sie Schwächen besser wahrnehmen und akzeptieren. Da Sie nun die Gelassenheit haben, um auch eine Konfrontation mit verschütteten Problemen und Konflikten mutig anzugehen, überwinden Sie die eine oder andere unnötig gewordene Vorsichtsmaßnahme in Ihrem Leben und sind frei für das Entdecken verborgener Potenziale. Ihr Leben wird insgesamt reicher an Perspektiven.

Ressourcen entdecken

Je besser Sie sich selbst kennenlernen, desto mehr werden Sie staunen, was alles in Ihnen steckt. Eine Fasten-Yoga-Auszeit ist eine Art Ausnahmezustand für Sie und Ihren Körper. In dieser Phase werden auch Kräfte und Fähigkeiten mobilisiert, die Sie bisher nicht kannten. Aber all das gehört zu Ihnen. Auf all das können Sie zugreifen, wenn Sie es brauchen. Das zu erfahren macht stark. Sogar diejenigen, die oft an sich selbst zweifeln, werden eigene Ressourcen wahrnehmen, die sie sich nicht zugetraut hätten. Vielleicht reagieren Sie besonders sensibel auf zwischenmenschliche Stimmungen und erkennen schnell, wie es anderen um Sie herum geht – und bemerken so eine bisher versteckte hohe emotionale Intelligenz. Oder es tritt ein neuer Humor, ein Sprachwitz zutage, den Sie gar nicht an sich kannten. Freuen Sie sich darüber. Und verbuchen Sie einen Gewinn an Selbstbewusstsein.

INFO

GEWINN AN RESSOURCEN
- Stärkeres Selbstbewusstsein
- Bessere Selbstfürsorge
- Resilienz
- Kreativität
- Lebenskraft

TIPP

KRAFTQUELLEN
Notieren Sie jeden Tag in Ihrem Erinnerungsbuch, was Ihnen besonders gut getan hat. Was hat Ihnen über einen schwierigen Augenblick hinweggeholfen? Womit konnten Sie sich selbst unterstützen? Was hat Ihnen Freude und Vitalität geschenkt?

Die Erfahrung, das Fasten durchgehalten und anfängliche Schwierigkeiten gemeistert zu haben, beflügelt Ihr Selbstvertrauen. Alles, was Sie jetzt nicht schwächt, macht Sie stärker, auch in Zukunft.

Denn wenn Sie sich auf Ihre eigenen inneren Ressourcen besinnen, können Sie diese auch nutzen, um besser für sich selbst zu sorgen. Nicht nur jetzt während des Fasten-Yoga, sondern auch im Alltag. Das aktiviert Ihre Selbstheilungskräfte. Es verleiht Ihnen das Gefühl, den Widrigkeiten des Lebens nicht hilflos gegenüberzustehen, ihnen nicht ausgeliefert zu sein, sondern ihnen etwas entgegensetzen zu können. Diese Widerstandskraft, »Resilienz«, wie Gesundheitswissenschaftler sie nennen, trägt letztendlich dazu bei, dass Sie auch Herausforderungen und Hürden im Leben meistern und auf kreative Weise Lösungen finden. Das gibt Ihnen Kraft und hält Sie gesund.

Innere Einkehr

Das, was die Menschen vor langer Zeit an Fasten und Yoga geschätzt haben, können Sie auch heute noch erleben. Die traditionsreichen Methoden ermöglichen es Ihnen, neue spirituelle Erfahrungen zu machen, vorausgesetzt, Sie möchten das und sind offen dafür. Yogaübungen und Meditationen unterstützen Sie dabei, zur Ruhe zu kommen und sich tief zu entspannen. Wer im Alltag stark gefordert ist, spürt die eigene innere Unruhe meist gar nicht mehr. Erst wenn der Stress wegfällt, rücken Anspannung und Nervosität ins Bewusstsein und wir können gezielt etwas dagegen tun. Kommt der Körper zur Ruhe und entspannt sich, wird auch der Geist still und die Seele kann auftanken. Hinzu kommt, dass ein freiwilliger Verzicht auf Nahrung nach zwei, drei Tagen den Spiegel des Glücks- und Gute-Laune-Hormons Serotonin im Gehirn ansteigen lässt.

INFO

DAS IST INNERE EINKEHR

- Seelisches Auftanken
- Psychische Stabilität
- Frische Energie
- Spirituelle Erfahrungen
- Zufriedenheit, Dankbarkeit
- Glück, Lebensfreude

> »Ein Mensch, der fastet und in der Zeit höchster Ansprechbarkeit auf Feinreize sich die Möglichkeit der Metanoia, der heilenden inneren Wendung, entgehen lässt, beraubt sich unter Umständen der größten Chance seines Lebens.«
>
> DR. OTTO BUCHINGER

Die Stimmung steigt, viele berichten von Hochgefühlen, einem regelrechten Fasten-High. Nachdem Sie das Tal der ersten Tage erfolgreich durchquert haben, macht sich entspannte Gelassenheit breit, zudem eine zunehmende Offenheit und Sensibilität für Wahrnehmungen jeder Art, eine außergewöhnliche Feinfühligkeit und Intuition. Wir sind ganz bei uns, aber auch verbunden mit der Welt um uns herum. Im Fasten-Yoga entdecken wir den Wert des Einfachen. Das gibt der Seele Frieden und Stabilität, schenkt uns Zufriedenheit und Dankbarkeit – über die Zeit des Fastens hinaus.

Loslassen

Wer sich wirklich weiterentwickeln möchte, muss sich von den Schatten befreien, die in seinem Leben die Sonne verdecken und ihm Energie und Lebensfreude rauben. Nur wenn Sie sich im Kopf von dem lösen, was Ihre Seele belastet, kann Ihr Körper sich komplett entspannen, ruhig und gesund werden. Fasten-Yoga kann diesen Prozess wirkungsvoll unterstützen. Denn durch den freiwilligen Nahrungsverzicht »verdaut« der Mensch auch seelische Altlasten. Vieles, was ungelöst ist, was uns bedrückt, sich nicht mehr gut und richtig anfühlt und nicht mehr stimmig in unser Leben passt, wird während des Fastens abgeworfen und löst sich auf. Vorausgesetzt, dass wir es zulassen.

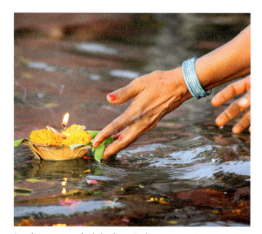

Loslassen und sich dem Leben anvertrauen: Das gelingt beim Fasten-Yoga.

Auf die innere Stimme hören

Probleme werden sehr häufig erst in unserem Kopf zu solchen. Wenn wir sie loslassen, können sie sich lösen. Vielleicht sind Sie zum Beispiel wütend auf jemanden und fühlen sich als Opfer. Das raubt Ihnen alle Energie. Wenn Sie demjenigen jedoch verzeihen und ihm die Verletzungen vergeben, die er Ihnen vermeintlich angetan hat, wenn Sie also Frieden mit ihm und der Situation schließen, dann sind Sie frei für Neues. Ihre Auszeit mit Fasten-Yoga kann Ihnen dabei helfen, alles loszulassen, was Ihnen nicht guttut. Äußerliche Dinge sollten keine Macht über uns haben. Stattdessen sollten wir wieder mehr auf unsere innere Stimme achten und ihr vertrauen. Wenn der Kopf beim Fasten-Yoga allmählich frei wird und der Körper sich entspannt, können wir die Stimme unseres Herzens wieder hören. Es weiß genau, was gut für uns ist, und wird uns den Weg weisen.

Motivation für Neues

Wenn Sie offen für das sind, was Ihnen Ihr Körper, Ihr Geist und Ihre Seele beim Fasten-Yoga zeigen, wird das Ihr Leben beeinflussen und vielleicht sogar nachhaltig verändern. Die Auszeit kann Ihnen den Anstoß geben, Ihren Alltag umzukrempeln und Ihren Lebensstil zu verändern. Vielleicht stellen Sie aber auch fest, dass alles im Augenblick genau richtig und stimmig für Sie ist, und fühlen sich darin bestärkt.

Jeder hat die Freiheit, sein Leben so zu gestalten, wie es sich gerade gut für ihn anfühlt, auch ganz neu und anders. Fasten-Yoga unterstützt Sie dabei, herauszufinden, was das für Sie individuell bedeutet. Was dabei in Gang gesetzt wird, werden Sie bald spüren. Vor allem werden Sie merken, wie Ihre Lebensqualität steigt.

> »Im Mittelpunkt des Fastengeschehens steht der ganze Mensch mit seiner Persönlichkeit und seinen Entwicklungsmöglichkeiten.«
>
> DR. HELLMUT LÜTZNER

INFO

SCHLÜSSELFRAGEN
- Worauf könnten Sie im Alltag am leichtesten verzichten?
- Was würden Sie dadurch gewinnen?
- Was würden Sie gern loslassen?
- Wie gut kennen Sie sich selbst?
- Welchen Gewinn könnte Ihnen Fasten-Yoga bringen?

Eine Bereicherung fürs Leben

Fasten-Yoga ist also über seine körperlichen Aspekte hinaus für jeden von uns ein ganz persönlicher Gewinn, eine Bereicherung für unser Leben. Seelisch, geistig, für die Entwicklung unserer Persönlichkeit, für mehr Kraft im hektischen Alltag, für die Wertschätzung kleiner Dinge und nicht zuletzt für mehr Glück und Lebensfreude. Da wird jeder für sich seine eigenen Entdeckungen machen. Fasten-Yoga schenkt uns eine Fülle von Erfahrungen mit uns selbst. Wer dies als Gewinn betrachtet, wird den vorübergehenden Verzicht auf Nahrung als Weg dorthin schätzen. An dessen Ende sind zwar die Fettspeicher geleert, die Energiespeicher aber sind auf allen Ebenen aufgefüllt. Ein ganzheitlicher Effekt. Fasten-Yoga macht uns satt – trotz leerer Teller. All das sind beste Voraussetzungen für einen Neustart voll frischer Kraft und Selbstvertrauen.

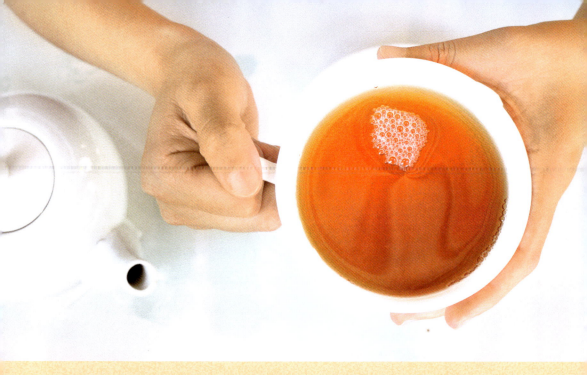

FASTENMETHODEN: INDIVIDUELL UND TRADITIONELL

Haben Sie Lust bekommen, Fasten-Yoga auszuprobieren? Dann stellt sich die Frage: »Wie faste ich am besten? Welche Methoden gibt es und welche eignet sich für mich?«

Varianten des Verzichts

Im Praxisteil dieses Buches empfehlen wir Ihnen ein klassisches Fasten mit selbst gekochter Fastensuppe und einer reichen Auswahl an Getränken. Aber auch weitere Varianten des Verzichts, klassisch oder modern, könnten für Sie infrage kommen, je nach Geschmack und Bedürfnissen. Wenn Sie zum wiederholten Male fasten, möchten Sie vielleicht Neues ausprobieren. Doch egal, für welche Methode Sie sich entscheiden: Die Yoga-Asanas, Atemübungen und Meditationen passen zu jeder der auf den folgenden Seiten beschriebenen Fastenformen.

Wer keine gesundheitlichen Probleme hat, muss nicht unter ärztlicher Aufsicht fasten. Wenn Sie unsicher sind, sprechen Sie vorab mit Ihrem Arzt ▸ siehe auch Seite 46 / 47. Empfehlenswert ist es, sich beim ersten Mal fachkundige Unterstützung zu suchen. Grundsätzlich können gesunde Menschen ohne Vorerkrankungen selbstständig fasten:

- allein zu Hause
- mit Partner / in oder Freund / in
- in einer Fastengruppe
- im Seminar, im Urlaub, in Wellnesskuren
- begleitet durch ausgebildete Fastenleiter / innen
- Weiterführende Adressen und Buchtipps finden Sie im Serviceteil ▸ siehe Seite 141.

Heilfasten nach Buchinger

Dies ist die traditionelle Methode, die Dr. Otto Buchinger entwickelt hat und an die auch die Empfehlungen im Praxisteil dieses Buches angelehnt sind. Nach ihr wird bis heute in vielen Kliniken gefastet, fast immer integriert in ein Konzept der ganzheitlichen Medizin. Wie Studien gezeigt haben, bringt Heilfasten nach Buchinger bei vielen Krankheiten nachweislich Erfolge. Es eignet sich aber auch für alle Gesunden und wird in zahlreichen Gruppen und Kursen angeboten. Neben viel Wasser und Kräutertee gibt es an jedem Fastentag je 250 Milliliter Gemüsebrühe und Gemüse- oder Fruchtsaft, 1:1 mit Wasser verdünnt. Wer möchte, darf außerdem 1 TL Honig zu sich nehmen. Insgesamt entspricht das etwa 250 Kalorien. Brühe und Säfte enthalten wertvolle Vitamine und Mineralstoffe, Honig liefert ein Minimum an Kohlenhydraten und stabilisiert so den Kreislauf. Gesunde können in der Regel problemlos fünf bis sieben Fastentage durchhalten. Kranke sollten erst mit ihrem Arzt sprechen und unter Aufsicht fasten.

INFO

WAS FASTEN BEDEUTET

Fasten heißt nicht, dass man gar nichts zu sich nimmt. Mindestens 2–3 Liter Wasser und Kräutertee sollte man täglich trinken. Was sonst noch erlaubt ist, hängt von der Methode ab. Entscheidend ist, dass Frauen nicht mehr als 500, Männer nicht mehr als 600 Kalorien am Tag zu sich nehmen. Bis zu dieser Grenze sprechen Mediziner der Ärztegesellschaft Heilfasten und Ernährung e. V. von Fasten. 500–1500 Kalorien täglich sind eine kalorische Restriktion, eine Diät. Nicht mehr empfohlen wird Wasser- beziehungsweise Teefasten. Bei dieser strengsten Form nimmt man 3–4 Tage null Kalorien zu sich. Dies sollte höchstens in Ausnahmefällen und nur unter ärztlicher Aufsicht gemacht werden.

HEILFASTEN UNTER ÄRZTLICHER AUFSICHT

Vor allem naturheilkundlich orientierte Ärzte setzen den zeitweiligen Nahrungsverzicht gezielt in der Therapie ein, in der Regel als Teil einer ganzheitlichen Behandlung.

Fasten kann nicht nur der Entstehung von Stoffwechselstörungen und Krankheiten vorbeugen – eine Fastenkur kann auch bei der Behandlung von Erkrankungen helfen. Das haben inzwischen zahlreiche wissenschaftliche Studien gezeigt. Die Liste von Beschwerden beziehungsweise Erkrankungen, bei denen viele Mediziner eine Fastenkur empfehlen, ist lang:

- Herz- und Gefäßerkrankungen
- Typ-2-Diabetes
- Rheuma und Arthrose
- Fibromyalgie
- Chronische Rückenschmerzen, Kopfschmerzen und Migräne
- Magen-Darm-Erkrankungen
- Neurodermitis und Schuppenflechte
- Allergien
- Beschwerden in den Wechseljahren
- Ein geschwächtes Immunsystem und eine erhöhte Anfälligkeit für Infekte
- Depressive Verstimmungen, Erschöpfung, Stress, Burnout

Sogar bei Krebserkrankungen können kurze Fastenperioden die Wirkung und Verträglichkeit einer Chemotherapie verbessern. Das haben Untersuchungen von Professor Valter Longo, Gerontologe und Zellbiologe an der Universität von Südkalifornien in Los Angeles, gezeigt. Während gesunde Zellen beim Fasten in einer Art Ruhezustand geschützt sind, können Krebszellen sich nicht auf den Nährstoffmangel umstellen und reagieren empfindlicher auf die Zellgifte. Die Patienten vertragen die Behandlung meist besser und leiden weniger unter den typischen Nebenwirkungen der Chemotherapie.

VORAUSSETZUNG: EIN GUTER ALLGEMEINZUSTAND

Doch egal, von welcher Krankheit Sie betroffen sind, Voraussetzung für ein Heilfasten ist immer, dass Ihre Konstitution so gut ist, dass Sie ohne Gefahr auf Nahrung verzichten können. Und natürlich sollten Sie das nicht allein zu Hause tun. Denn was für

Gesunde in der Regel kein Problem ist, ist für kranke Menschen keinesfalls zu empfehlen; unter Umständen kann es sogar gefährlich werden. Wer ausprobieren möchte, ob sich die eigenen Beschwerden durch Fasten lindern lassen, sollte sich kundige ärztliche Unterstützung suchen!

DER ABLAUF EINER HEILFASTENKUR

Heilfasten ist eine ganzheitliche naturheilkundliche Therapie. Einer ihrer wichtigsten Wegbereiter war Dr. Otto Buchinger. Angeboten wird diese Form des Nahrungsverzichts unter Aufsicht von qualifizierten Ärzten (Adressen ▸ siehe Seite 141) in speziellen Fastenkliniken. Einige Spezialpraxen betreuen Patienten auch ambulant, sodass sie in ihrem heimischen Umfeld bleiben und eine Umstellung des eigenen Lebensstils im Alltag direkt ausprobieren können.

Eine Heilfastenkur dauert – je nach Schwere der Erkrankung – zwischen zehn Tagen und drei Wochen. In dieser Zeit werden die Patienten engmaschig medizinisch überwacht. Eine gründliche Eingangsuntersuchung gibt dem Arzt ein genaues Bild des aktuellen Gesundheitszustands. Dabei erfasst er auch alle Medikamente, die eingenommen werden. Denn nicht selten verändert sich die Wirkung von Arzneimitteln während des Nahrungsverzichts. Dann muss der Arzt die Gabe der Medikamente so anpassen, dass Komplikationen vermieden werden – ohne aber dadurch den Erfolg der Behandlung zu

gefährden. Oft ist es nötig, die Dosis zu verringern, um eine Überdosierung während des Fastens zu vermeiden. Trotzdem dürfen natürlich zum Beispiel weder ein hoher Blutdruck entgleisen noch Schmerzen zunehmen. Dafür sind unbedingt die Erfahrung und das Fingerspitzengefühl eines Fastenmediziners gefragt.

Regelmäßige Kontrollen von Blutdruck, Blutzuckerspiegel und anderer für eine Krankheit wichtiger Werte sind deshalb während einer Fastenkur in einer Klinik selbstverständlich. So kann der Arzt schnell reagieren, wenn zum Beispiel der Blutdruck zu stark abfällt, die Entgiftung des Körpers in den ersten Tagen unangenehme Nebenwirkungen verursacht oder sich andere gesundheitliche Probleme einstellen. Menschen mit chronischen Erkrankungen reagieren unter Umständen mit Erstverschlimmerungen. Auch Fastenkrisen können bei ihnen heftiger ausfallen als bei Gesunden. Eine fachkundige und einfühlsame Begleitung hilft ihnen gut durch die schwierige Zeit und führt so das Fasten zum Erfolg.

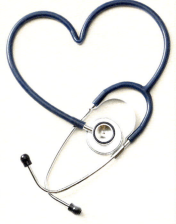

WICHTIG

VORSICHT BEI GICHT!
Bei allen Fastenformen steigt der Harnsäurespiegel im Blut an, weil vermehrt Proteinspeicher abgebaut werden, wobei Harnsäure gebildet wird. Das kann einen akuten Gichtanfall auslösen. Wer unter Gicht leidet, muss zunächst mit seinem Arzt besprechen, ob er fasten darf und was dabei zu beachten ist. Das gilt auch bei bereits bekannten Gallen- und Nierensteinen.

Fasten nach F. X. Mayr

Das Hauptanliegen der Mayr-Kur ist ein gesunder Darm. Die vom österreichischen Arzt Dr. Franz Xaver Mayr (1875–1965) entwickelte ganzheitliche Methode soll den Darm sanieren, durch eine gute Verdauung den Körper gesund erhalten und Krankheiten vorbeugen. Sie ist für Kranke und Gesunde geeignet und wird in speziellen Kliniken oder ambulant gemacht – also immer mit ärztlicher Unterstützung. Der Darm wird gründlich gesäubert und geschont, traditionell durch eine Milch-Semmel-Diät: Man isst morgens und mittags je ein altbackenes Brötchen mit einem viertel Liter Milch. Jeder Bissen wird 40-mal gekaut. Das sorgt dafür, dass die Verdauung größtenteils erfolgt, bevor der Speisebrei in die tieferen Abschnitte des Darms gelangt. Je nach individueller Diagnose können zuvor ein paar Tage Teefasten sinnvoll sein. Häufig wird heute aber eine milde Ableitungsdiät empfohlen, zumindest als Fortsetzung nach ein paar Schonungstagen. Obligatorisch sind die Kauschulung und regelmäßige manuelle Bauchbehandlungen durch den Arzt. Nach Bedarf verordnet dieser außerdem basische Mineralsalze, Vitamine und Mineralstoffe.

Molkefasten

Für Gesunde, nach Absprache mit dem Arzt auch für Kranke: Man trinkt über den Tag verteilt einen Liter Diät-Kurmolke (Reformhaus) sowie mittags und abends Gemüsebrühe ▸ siehe Seite 67. Die kalorienarme Molke ist reich an wichtigen Nährstoffen wie Kalzium, B-Vitaminen, Kalium und Eisen. Ihr hochwertiges Eiweiß unterstützt die Fettverbrennung. Dazu gibt es einmal am Tag 100 Milliliter entgiftende Säfte (Löwenzahn, Brennnessel, Artischocke). Zusammen ergibt das 300 bis 400 Kalorien pro Tag. Milchsäure und -zucker aus der Molke fördern die Verdauung ebenso wie die Bitterstoffe aus den Säften. Die Kur reinigt den Darm (keine weitere Darmreinigung nötig) und regt die Entgiftungsfunktion der Leber stark an. Die Milchsäure begünstigt die Besiedelung des Darms mit »guten« Bakterien. Auch möglich: 1-mal je Woche 1 entlastender Molketag. Nicht bei Laktoseintoleranz!

Basenfasten

Diese Methode ist kein Fasten im strengen Sinne, da meist mehr als 500 Kalorien am Tag aufgenommen werden. Sie eignet sich zur Entlastung (auch im Alltag) und kann problemlos zu Hause durchgeführt werden. Man verzehrt hauptsächlich Obst, Gemüse, Sprossen und frische Kräuter, da diese im Körper basisch verstoffwechselt werden. Verzichtet wird auf alle Nahrungsmittel, die Säurebildner sind, also sauer verstoffwechselt werden. Dazu gehören vor allem Zucker, Süßigkeiten, Fleisch, Milchprodukte, Alkohol, Zusatz- und Konservierungsstoffe in Fertiggerichten sowie Koffein. Auch mit dem Rauchen sollte – wie bei allen Fastenformen – gegebenenfalls ausgesetzt werden ▸ siehe auch Seite 22. Erlaubt sind kleine Mengen Bio-Getreide, Hirse, Amarant und Quinoa sowie Hülsenfrüchte und Saaten wie Leinsamen. Sie wirken im Stoffwechsel zwar auch sauer, enthalten aber wertvolle Nährstoffe. Durch diese Ernährungsform wird der Säure-Basen-Haushalt ausgeglichen, was sich in vielerlei Hinsicht positiv auf die Gesundheit und die Stimmung auswirkt.

Detoxfasten / Smoothie- und Suppenfasten

Diese Methode bedeutet wie das Basenfasten eine kalorische Restriktion ▸ siehe Info Seite 45. Ziel ist es, die Entgiftungsprozesse des Körpers anzukurbeln (englisch »detoxication« = Entgiftung). Zu allen Mahlzeiten gibt es Gemüsesäfte, Suppen und vor allem Smoothies, vorzugsweise aus grünen Blattgemüsen, Kräutern und Wildpflanzen. In diesen Zutaten stecken viele Mineralstoffe wie zum Beispiel entwässerndes Kalium und Bitterstoffe, die die Verdauung anregen und entgiftend wirken. Darüber hinaus werden auch hier vorzugsweise basisch wirkende Nahrungsmittel verwendet. Geeignet ist diese spezielle Ernährungsform für Gesunde. Wer mag, kann damit auch gut einen Entlastungstag in der Woche einlegen.

> » Fasten ist eine Operation ohne Messer. Es schneidet das Überflüssige weg und schont das Gesunde. «
>
> ERWIN HOF, HEILDIÄTETIKER UND WEGBEREITER DER MODERNEN FASTENTHERAPIE

Früchtefasten

Bei dieser besonderen Form des Fastens wird morgens nach Belieben frisches Obst gegessen. Den Rest des Tages werden dann mindestens zwei Liter Wasser und Kräutertee getrunken. Die Früchte haben wenig Kalorien, liefern dem Körper aber viele Vitamine, Mineralstoffe, Enzyme und gesunde sekundäre Pflanzenstoffe. Ihr hoher Anteil an Wasser und Pflanzenfasern (Ballaststoffen) reinigt die Darmwände, fördert die Ausscheidung von Giftstoffen und begünstigt die Entwicklung »guter« Darmbakterien. Die Selbstheilungskräfte des Körpers werden mobilisiert, die Organe können sich regenerieren. Da nur einmal am Tag Obst gegessen wird, hält sich die Menge an Fruchtzucker (Fruktose) noch in tolerierbaren Grenzen im Hinblick auf den Blutzuckerspiegel. Geeignet ist Früchtefasten in dieser Form für gesunde Menschen. Wer auf bestimmte Obstsorten allergisch reagiert, muss diese selbstverständlich weglassen. Früchtefasten eignet sich auch gut, um jede Woche einen solchen Obsttag einzulegen.

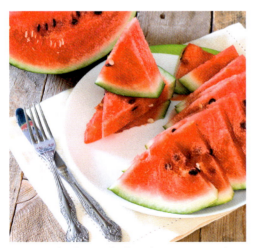

Beim Früchtefasten dürfen Sie morgens nach Herzenslust Obst schlemmen.

Reis-Congee-Fasten

Reisbrei ▸ siehe Seite 126 wird in Asien vor allem zum Frühstück gegessen. In der Traditionellen Chinesischen Medizin gilt er, ergänzt durch andere Zutaten, als Heilmittel. Er ist bekömmlich, wirkt entgiftend, reinigt den Darm, ohne ihn zu belasten, und reguliert die Verdauung. Daneben nährt er den Körper und gibt ihm Energie. Reis-Congee wird je nach Geschmack zum Beispiel durch Gemüse, Ingwer, Nüsse ergänzt. Eine Reiskur zählt ebenfalls zur kalorischen Restriktion ▸ siehe Seite 45. Geeignet ist sie für alle. Allerdings wirkt sie harntreibend, was für Menschen mit vermehrtem Harndrang ungünstig ist. Zur Entschlackung und Entgiftung des Körpers können Sie auch über einen längeren Zeitraum hinweg eine Mahlzeit am Tag durch den Reisbrei ersetzen.

Intermittierendes Fasten

Der Trend beim Nahrungsverzicht geht zum intermittierenden Fasten. Bei diesem Konzept wird nicht für mehrere Tage am Stück gefastet, sondern Fastenphasen wechseln sich mit Zeiten normaler Ernährung ab. Praktiziert wird es in unterschiedlicher Weise. Vielen bereits bekannt ist das Dinner-Cancelling, hierbei wird nach 18 Uhr nichts mehr gegessen – vor allem, um einer unerwünschten Gewichtszunahme entgegenzuwirken. Wichtig ist, zwischen der letzten und der ersten Mahlzeit eine Nahrungspause von mindestens 14 Stunden einzuhalten.

Inzwischen setzt sich Intervallfasten immer mehr durch. »5:2« oder »6:1« nennen sich die Diätformen: fünf oder sechs Tage normal essen, zwei Tage oder einen Tag fasten. Erlaubt sind an den Fastentagen 500 Kalorien für Frauen, 600 für Männer. Bei einem Nahrungsverzicht über so kurze Zeit kann der Körper natürlich nicht in den Fastenmodus umschalten. Trotzdem hat die Methode ähnliche messbare Effekte für die Gesundheit, vor allem, wenn sie mit Ausdauertraining kombiniert wird. Das hat der Sportwissenschaftler Professor Kuno Hottenrott aus Halle nachgewiesen. Gute Erfolge zeigen sich auch in Sachen Abnehmen: Das Körperfett schmilzt, die fettfreie Masse nimmt zu. Der Clou: Man kann offenbar sogar die wöchentlichen Fastentage ganz nach den eigenen Bedürfnissen frei wählen. Geeignet ist diese Fastenmethode für alle Gesunden. Kranke sollten zuerst mit ihrem Arzt besprechen, ob ein Versuch für sie sinnvoll ist.

TIPP

IHRE CHECKLISTE

Die folgenden Fragestellungen unterstützen Sie bei der Planung Ihrer Fastenkur, der Auswahl der Fastenmethode und der inneren sowie praktischen Vorbereitung.

1. Wie möchte ich Fasten-Yoga machen?
- Allein mit Unterstützung
- In einer Gruppe
- Mit einer Freundin / einem Freund
- Mit der Partnerin / dem Partner

2. Was steht für mich im Vordergrund?
- Den Körper reinigen
- Abnehmen
- Veränderung meines Lebensstils
- Den Übergang erleichtern in einer Umbruchphase meines Lebens
- Ganzheitliche Wirkung
- Spirituelle Erfahrungen

3. Wo möchte ich die Kur machen?
- Zu Hause mit Unterstützung
- Im Urlaub oder Bildungsurlaub

4. Welche Umgebung wünsche ich mir für meine Fasten-Yoga-Kur?
- Meer
- Berge
- Ländliche Umgebung
- Kloster
- Sonstiges

5. Welche Zusatzangebote will ich?
- Sauna, Schwimmbad
- Massagen
- Weitere Wellnessangebote
- Kosmetikbehandlungen
- Fitnesscenter
- Bewegungsangebote

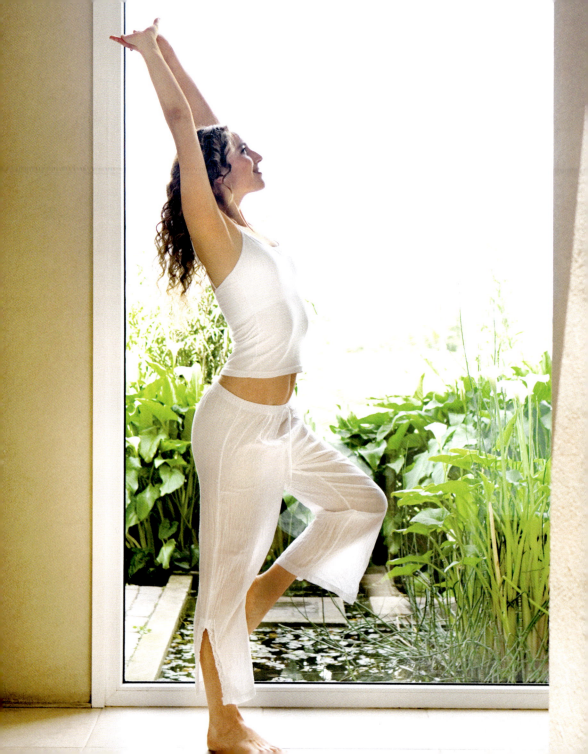

IHRE FASTEN-YOGA-KUR

NUN FÜHREN WIR SIE SCHRITT FÜR SCHRITT DURCH IHRE KUR, MIT GENAUEN ANLEITUNGEN UND HILFREICHEN EXTRAS FÜR EIN RUNDHERUM GUTES GELINGEN.

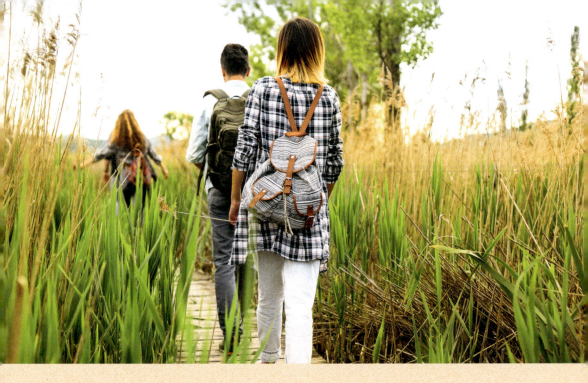

ENTSCHLEUNIGEN UND REINIGEN

Damit der Start in Ihre Fasten-Yoga-Kur gelingt, erfahren Sie nun, wie Sie alles gut planen und einen optimalen Einstieg finden.

Rückzug aus dem Alltag

Fasten ist keine Spontanaktion. So wie Sie Ihren nächsten Urlaub planen, sollten Sie es auch mit Ihrer Fasten-Yoga-Auszeit machen. Ein Wochenende, an dem Sie zu einer gro-ßen Party eingeladen sind, ist nicht gerade der ideale Starttermin. Und wessen Gedanken darum kreisen, dass aktuell beruflich oder privat dringend bestimmte Dinge erledigt werden müssen, die viel Zeit in Anspruch nehmen, kann schwer wirklich loslassen und zur Ruhe kommen. Besser ist es deshalb, Sie überlegen etwas langfristiger, wann Sie sich problemlos aus Ihrem normalen Alltag ausklinken können.

Den Rahmen schaffen

Am einfachsten gelingt das Abschalten natürlich, wenn Sie zum Fasten wegfahren und sich für diese Auszeit das Ambiente gönnen, das Sie sich wünschen und das Ihnen zusätzlich guttut (schauen Sie noch einmal auf Ihre Checkliste ▶ siehe Seite 51). Denn ob Sie nun in einem netten Hotel sind, in einer Familienbildungsstätte oder in einem Kloster – Sie müssen sich um nichts kümmern außer um sich selbst. Das ist die ideale Voraussetzung fürs Loslassen.

Weder E-Mails aus dem Büro noch der Anblick von Fenstern, die dringend geputzt werden müssten, oder die Hausaufgaben der Kinder können Sie dort ablenken und stören. Das alles lassen Sie in Ihrem Zuhause-Alltag zurück. Ebenso wie Ihren Laptop, schwere Lektüre, den Aktenstapel von Ihrem Schreibtisch, Einkaufslisten, Reiseführer und Abendgarderobe. Zum Fasten reisen Sie mit leichtem Gepäck.

FASTEN MIT ANLEITUNG UND VIELEN ANGEBOTEN

Am besten ist es, wenn dort, wo Sie hinfahren, der Rahmen Ihrer Fastenkur bereits vorgegeben ist. Es gibt fachkundige Unterstützung und Begleitung, manchmal sogar spirituelle Anregung, eventuell eine Gruppe Gleichgesinnter und einen festen Tagesablauf. Es gibt Zeiten, zu denen zum Beispiel besondere Getränke oder eine Fastensuppe serviert werden, zu denen Sie sich dafür, wenn Sie mögen, an einen Tisch setzen, mit anderen ins Gespräch kommen und sich austauschen können. In der Regel gibt es auch Zusatzangebote wie Walken, Wandern, Yoga, Sauna und Massagen. Daneben haben Sie immer die Möglichkeit, sich zurückzuziehen, Ihre Yogaübungen aus diesem Buch zu machen und sich so viel Ruhe und Entspannung zu gönnen, wie Sie brauchen, ganz nach Stimmung und Tagesform. Die Regelmäßigkeit und Ruhe im Tagesablauf ist unendlich wohltuend für Körper, Geist und Seele. Selbstverständlich gehört auch das Fastenbrechen zu einem solchen Aufenthalt dazu, ein sanftes Zurückkehren zum »normalen« Leben, bevor Ihr Alltag wieder Besitz von Ihnen ergreift.

INFO

ALLE SINNE AUF EMPFANG

Beim Fasten sind Körper und Seele äußerst sensibel und offen für jegliche Reize. Ein harmonisches, friedliches Umfeld, Ruhe, frische Luft und möglichst viel Natur tragen deshalb zum Gelingen bei. Wer dann noch die üblichen Gewohnheiten seines Alltagstrotts hinter sich lässt, hat optimale Bedingungen, um während des Nahrungsverzichts Neues zu entdecken – auch in der eigenen Seele.

SELBSTSTÄNDIG FASTEN GUT GEPLANT

Wenn Sie lieber zu Hause bleiben möchten oder es für Sie derzeit schwierig ist wegzufahren, können Sie Ihre Fastenkur natürlich auch daheim machen. Doch auch dann gilt: Nehmen Sie sich wirklich eine Auszeit. Fasten Sie nicht einfach nebenbei, sondern ziehen Sie sich aus Ihrem Pflichtprogramm zurück, gönnen Sie sich ein paar (arbeits)freie Tage, reduzieren Sie Ihre Außenkontakte auf ein Minimum und bitten Sie Ihren Partner und Ihre Familie, Rücksicht auf Ihre Bedürfnisse zu nehmen.

Eine weitere Alternative zum angeleiteten Fasten ist der Rückzug in ein privates Ferienhaus in einer schönen, natürlichen Umgebung – ob allein oder mit ebenfalls fastenden guten Freunden.

Wichtig ist natürlich auch beim selbstständig durchgeführten Fasten eine feste Struktur, gerade am Anfang der Fastenzeit. Dann fällt Ihnen die Umstellung leichter. Planen Sie Ihren Tag. Wann wollen Sie aufstehen, Ihre Fastengetränke zu sich nehmen? Wann spazieren gehen oder Yoga machen? Wann legen Sie sich hin und ruhen sich aus?

Wenn Sie sich einer örtlichen Fastengruppe anschließen oder gleichzeitig mit einer Freundin oder einem Freund fasten, planen Sie außerdem regelmäßige Termine ein, zu denen Sie sich treffen und austauschen können. Vielleicht mögen Sie sich in der Nähe eine Massage oder eine Ayurveda-Behandlung buchen, solche Angebote gibt es zum Beispiel in Physiotherapiepraxen und auch in den meisten Thermalbädern.

Ob Sie sich mit Ihren Lieben gemeinsam an den Esstisch setzen, entscheiden Sie selbst. Vielen Fastenden macht das gar nichts aus, andere können schon den Geruch der Speisen oder gar die Essgeräusche der anderen nicht ertragen. Schließlich sind beim Fasten alle Sinne weit geöffnet.

Achten Sie in dieser Zeit wirklich darauf, was Ihnen guttut, auch wenn Sie selbstständig zu Hause fasten. Ihre Fastenzeit gehört ganz allein Ihnen!

Entlastungstage: sanfte Einstimmung

Wenn Sie in Ihrem Terminkalender Zeit für eine Fastenkur gefunden haben, kann es losgehen. Bevor Sie jedoch endgültig aufs Essen verzichten, müssen Sie Ihren Körper darauf vorbereiten. Auch seelisch sollten Sie sich auf die Zeit der Ruhe einstimmen. Dafür machen Sie zwei Entlastungstage. Planen Sie diese Zeit unbedingt mit ein.

Den Körper ein- und umstimmen

Um Ihrem Organismus den Übergang zu erleichtern, essen Sie an den Entlastungstagen weniger und leichter. Lassen Sie sich Zeit bei den Mahlzeiten, kauen Sie lange und gründlich. Beenden Sie die Mahlzeit bereits, wenn Sie ein leichtes Sättigungsgefühl spüren. Verzichten Sie auf Fettes, Frittiertes, Gebratenes und alles, was schwer verdaut wird ▸ siehe Seite 58. Am besten nehmen Sie an diesen Tagen viel frisches Gemüse zu sich. Ob Sie Rohkost bevorzugen oder Ihr Gemüse leicht dünsten, hängt von Ihren Vorlieben ab und vor allem davon, wie gut Sie Frischkost vertragen. Schonend gegarte, noch knackige Wurzeln, Zucchini, Fenchel, Kohlrabi, mit frischen Kräutern verfeinert, sind Köstlichkeiten, bei der selbst ein empfindlicher Magen und Darm nicht rebellieren.

Auch fein pürierte Gemüsesuppen bieten sich an. Wichtig: Verzichten Sie jetzt grundsätzlich auf Salz und gesalzene Brühen.

INFO

EXTRAZEIT BEI STRESS

Wer extrem angespannt ist und das Gefühl hat, alles ist zu viel, sollte sich vor dem Fasten drei Tage absoluter Ruhe gönnen: »Soziales Fasten«, keine Termine und Aufgaben, einfach nur schlafen, träumen, sich erholen. Dazu gibt es ganz leichte Mahlzeiten nach dem Prinzip des Basenfastens ▸ siehe Seite 49; auch Hafer-, Hirse- oder Dinkelbrei tun gut, sie erden und nähren heilsam. Eine solche Auszeit kann für erste Entspannung sorgen und positiv auf den Nahrungsverzicht einstimmen. Sollten Sie sich auch nach dieser Ruhepause noch immer stark angespannt fühlen, sollten Sie eventuell professionelle Hilfe suchen.

Wer mag und es verträgt, kann auch einen Obsttag mit frischen oder leicht gedünsteten Früchten der Saison einlegen. Recht sanft für das Verdauungssystem ist zum Beispiel ein Traubentag. Richten Sie sich danach, was Ihnen sonst schmeckt und bekommt, und machen Sie keine Experimente mit Exoten, die Sie bisher nicht oder nur selten gegessen haben. Sind Ihr Magen und Darm sehr sensibel, legen Sie ein, zwei Reis-Congee-Tage ▸ siehe Seite 126 ein.

WAS IHR KÖRPER JETZT NICHT BRAUCHT

Verzichten sollten Sie an den beiden Entlastungstagen auf alle anderen als die zuvor genannten Nahrungsmittel sowie auf Genussmittel – das gilt vor allem für Fleisch und Wurstwaren, Schinken, Fisch, Brot, Fastfood und Fertiggerichte, Zucker, Süßigkeiten, Kaffee, Alkohol und natürlich auf Nikotin. »Schweres« Essen wie ein Steak oder Nüsse braucht 24 bis 48 Stunden, bis der Körper es verwertet und es den Darm passiert hat. »Leichte« Kost wie Gemüse und Obst wandert dagegen in nur einem Tag durch den Verdauungstrakt.

DEN DARM ANREGEN

Schaden kann es auch nicht, Ihren Darm schon jetzt etwas auf Trab zu bringen. Eine Portion rohes Sauerkraut, ein Glas Sauerkrautsaft oder Molke haben oft durchschlagenden Erfolg. Sie können auch einen Esslöffel geschrotete Leinsamen in einen Becher Naturjoghurt rühren. Die kleinen Samen enthalten Schleimstoffe und quellen im Darm, vorausgesetzt, Sie trinken genug dazu. Das gilt ebenso für Weizenkleie und Flohsamen. Beides kann den Darm »putzen«, wenn ausreichend Flüssigkeit dazukommt. Am besten fangen Sie schon jetzt an, den Tag über mindestens zwei Liter Wasser, möglichst abgekocht und heiß, zu trinken. Das unterstützt die Verdauung und spült zudem die Nieren gut durch.

Seelenruhe einläuten

Auch Stress und Alltagslasten sollten Sie nun hinter sich lassen. Kommen Sie allmählich zur Ruhe. Wenn Sie an einem anderen Ort fasten, reisen Sie spätestens jetzt dort an und machen Sie sich mit den Gegebenheiten vertraut. Zu Hause sollten Sie die letzten Dinge regeln, um die Sie sich noch dringend vor Ihrer Auszeit kümmern müssen. Kaufen Sie schon vieles ein, was Sie in den nächsten Tagen brauchen. Gönnen Sie sich abends ganz nach Lust und Laune ein ausgiebiges Bad, machen Sie (erste) Yoga- und Atemübungen, einen langen Spaziergang oder eine Fantasiereise. Hauptsache, Sie entspannen sich und können gut schlafen.

TIPP

VORHER – NACHHER

Notieren Sie in Ihrem Erinnerungsbuch, wie Sie sich jetzt fühlen, kurz bevor das »Abenteuer Fasten« beginnt. Wie geht es Ihnen körperlich? Wie seelisch? Was bemerken Sie an diesem Entlastungstag? Was bereitet Ihnen Gedanken? Worauf sind Sie neugierig, gespannt? Was erwarten, erhoffen Sie? Später können Sie zurückblättern und Ihre Erfahrungen beim Fasten und das, was es bei Ihnen bewirkt hat, damit vergleichen.

Darmreinigung: schonend, aber effektiv

Die Entleerung des Magen-Darm-Traktes gibt dem Körper den endgültigen Startschuss dafür, seinen Stoffwechsel von Normal- auf Fastenbetrieb umzustellen ▶ siehe Seite 19. Dafür reicht es jedoch nicht, einfach den Nachschub zu streichen. Der Magen wäre dann zwar leer, würde aber vor Hunger knurren. Damit das Hungergefühl verschwindet und der ganze Organismus den Fastenmodus einschaltet, muss der Darm gründlich geleert und gereinigt werden. Das machen Sie an Ihrem ersten Fastentag. Und auch während des Fastens sollten Sie dafür sorgen, dass Ihr Darm alle zwei Tage alles ausscheidet, was der Körper gerne loswerden möchte ▶ siehe auch Seite 20. Dazu gibt es verschiedene Möglichkeiten.

Glaubersalz

Wer ein normales Gewicht hat, nimmt 30 Gramm Glaubersalz (Natriumsulfat). Übergewichtige und Menschen mit einem trägen Darm verwenden 40 Gramm, diejenigen, die leicht Durchfall bekommen, probieren 20 Gramm (10 Gramm = 2 Teelöffel). Lösen Sie das Glaubersalz in einem halben Liter warmem Wasser auf. Trinken Sie die Lösung schluckweise innerhalb einer Viertelstunde. Nach einer Stunde trinken Sie einen halben Liter stilles Wasser hinterher. Glaubersalz ist geschmacklich nicht gerade

WICHTIG

WANN SIE NICHT GLAUBERN SOLLTEN
Wer einen empfindlichen Magen-Darm-Trakt hat, unter einer Entzündung der Magenschleimhaut oder häufigen Bauchschmerzen/-krämpfen leidet, einen hohen Blutdruck oder eine schwache Konstitution hat, sollte statt Glaubersalzlösung besser Sauerkrautsaft trinken und den Darm mit Einläufen entleeren.

ein Hit. Wechseln Sie deshalb mit etwas Zitronenwasser ab oder lutschen Sie zwischendurch an Zitronenspalten. Auch eine Tasse Pfefferminztee neutralisiert ein wenig. Das Salz verhindert, dass der Darm dem Speisebrei das Wasser entzieht. Nach ein bis drei Stunden entleert er sich deshalb wie bei einem Durchfall schwallartig, oft mehrere Male. Bewegung kann den Prozess schneller in Gang setzen. Halten Sie sich am besten in der Nähe einer Toilette auf, bis Sie das Gefühl haben, dass nichts mehr kommen kann. Glaubersalz sollten Sie nur benutzen, um den Darm zum Fastenstart zu entleeren. Danach soll auch er zur Ruhe kommen. Während des Nahrungsverzichts sind sanftere Methoden wie ein Einlauf ▶ siehe Seite 60 zum Abführen besser geeignet.

F. X.-Passage-Salz

Angenehmer im Geschmack als Glaubersalz ist dieses Fertigpräparat, in dem Bittersalz (Magnesiumsulfat) mit Zitronensäure und Natriumhydrogencarbonat (Natron) angereichert ist. Magnesium erhöht den Wassergehalt im Darm, der Stuhl gleitet besser. Lösen Sie etwa 15 Gramm Salz in ¼ Liter warmem Wasser auf. Trinken Sie zusätzlich mindestens ½ Liter Wasser. Der Darm entleert sich nach ein, zwei Stunden gründlich.

Rizinusöl

Nehmen Sie zwei bis drei Esslöffel davon und trinken Sie sofort einen halben Liter Wasser hinterher. Auch Rizinusöl schmeckt nicht gerade lecker und entzieht dem Körper bei der Entleerung viel Flüssigkeit. Sie sollten deshalb besonders viel trinken.

INFO

KAFFEE-EINLAUF

Aus Russland stammt diese traditionelle Einlaufvariante. Die Bitterstoffe im Kaffee sollen die Produktion von Gallensaft ankurbeln und so für die Ausscheidung von Schadstoffen und die Entgiftung der Leber sorgen. Das Immunsystem soll gestärkt, der Körper gekräftigt werden. Wissenschaftlich erwiesen ist das nicht.

Sauerkrautsaft

Wer eine sehr regelmäßige und unproblematische Verdauung hat, kann bereits mit diesem wohlschmeckenden Saft den Darm dazu anregen, sich zu entleeren. Trinken Sie 0,5 Liter davon. Sauerkrautsaft enthält Milchsäurebakterien, die gut für die Darmgesundheit sind. Es gibt ihn im Reformhaus, Bioladen und gut sortierten Supermarkt.

Einlauf

Wenn Glaubersalz Ihnen Übelkeit verursacht und andere Methoden nicht zum gewünschten Erfolg führen, sind Einläufe eine gute Alternative. Früher wurden sie häufig als Haus- und Naturheilmittel, zum Beispiel bei Fieber und Verstopfung, eingesetzt; heute ist diese unkomplizierte Maßnahme eher etwas ins Abseits gerutscht. Dabei ist sie schonend und tut gut. Ein Einlauf ist wie Duschen von innen. Der Enddarm wird dabei mit warmem Wasser gespült. Für diese Reinigung »von unten« gibt es verschiedene Hilfsmittel (in Apotheken, Reformhäusern oder online zu bestellen).

Einfach zu handhaben ist eine Klistierspritze. Sie können sie zwei- oder dreimal mit Wasser füllen und dieses über ein dünnes Rohr in den After drücken. Bei einem Irrigator messen Sie die gesamte nötige Wassermenge vorher im Einlaufbecher ab und führen dann das Darmrohr ein. Sie bekommen eine solche Vorrichtung mit festem Behälter oder mit flexiblem Beutel, ähnlich einer

Wärmflasche oder einer faltbaren Tasche (Reise-Irrigator). Wichtig ist, dass er hoch genug aufgehängt wird – etwa an einer Türklinke –, damit die ein bis zwei Liter Wasser ungehindert in den Darm laufen können. Am besten schauen Sie selbst, womit Sie problemlos klarkommen und was Ihnen am angenehmsten ist. Grundsätzlich gilt: Fetten Sie Ihren Po und das Darmrohr vorab gut mit Vaseline ein, damit das Rohr sich leichter einführen lässt.

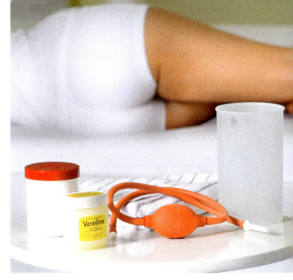

Gehen Sie beim Einlauf behutsam und mit Zeit und Ruhe vor.

Legen Sie sich nun auf die Seite. Öffnen Sie den am Darmrohr befindlichen »Wasserhahn« und lassen Sie etwas Wasser herauslaufen, um Luft aus dem Schlauch zu entfernen. Nun führen Sie das Darmrohr sehr vorsichtig in den After ein, entspannen sich und lassen das Wasser komplett einlaufen. Anschließend versuchen Sie, das Wasser fünf bis zehn Minuten im Körper zu behalten. Meist entleert sich der Darm bereits nach einigen Minuten sehr spontan und schwungvoll. Bleiben Sie deshalb in der Nähe der Toilette. Wer etwas nachhelfen möchte oder muss, kann sich dehnen und strecken und den Bauch sanft klopfen oder im Uhrzeigersinn leicht massieren. Hilfreich sind auch die beiden Übungen von Seite 79. Sie verteilen das Wasser im Darm, sodass er sich anschließend besser entleeren kann.

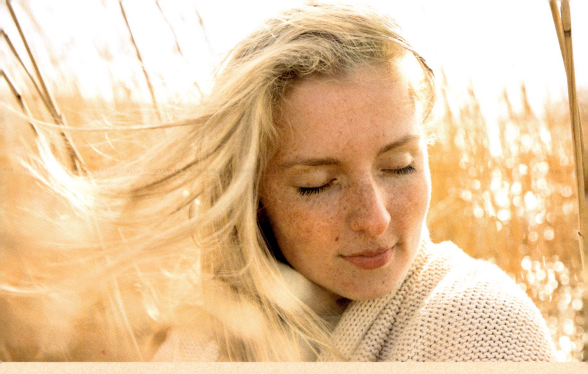

FASTENBEGINN: IN BALANCE KOMMEN

Mit der ersten gründlichen Darmentleerung haben Sie den Schalter umgelegt. Ihr Körper stellt sich jetzt auf die Energieversorgung von innen um. Sie werden schon bald erste Veränderungen bemerken. Zuerst aber werden Sie vermutlich feststellen, dass Sie sich weniger gut fühlen als erhofft. Haben Sie Geduld – mit sich und Ihrem Körper. Ein Garten, der lange nicht von Unkraut, altem Laub und verwelkten Pflanzen befreit wor-den ist, muss auch erst gejätet und geharkt werden, bevor neue Blumen darin sprießen.

Aller Anfang ist schwer

Die ersten beiden Fastentage können ganz schön hart und anstrengend sein. Vielleicht hat das Glaubern oder Ihr erster Einlauf Sie viel Kraft gekostet und sogar Ihren Kreislauf etwas aus der Bahn geworfen.

Vielleicht verschlimmern sich Beschwerden, die Ihnen schon vor dem Fasten das Leben schwer gemacht haben. Oder es melden sich andere körperliche oder seelische Symptome zu Wort. Lassen Sie sich davon nicht verunsichern oder gar herunterziehen. Ihr Körper macht gerade sauber, entrümpelt, befreit sich. Altes löst sich, ist aber noch nicht ausgeschieden, sondern steht überall im Weg herum und wartet auf den Abtransport. Vieles, was Sie im Alltag vielleicht verdrängt haben, macht auf sich aufmerksam und will bearbeitet werden. Eine ordentliche Aufgabe. Da ist es verständlich, dass Sie frieren und frösteln, sich vielleicht müde, kraftlos, überempfindlich und unwohl fühlen. Ihr Körper leistet gerade Schwerstarbeit ▸ siehe ab Seite 20. Er entsäuert, entgiftet und »entschlackt«. Da er sich allmählich von seinen Fettreserven ernährt, werden viele Stoffe freigesetzt, die darin abgelagert waren. Bei so vielen Altlasten kann einem manchmal schon etwas übel und schwindelig werden oder der Kopf kann schmerzen.

Auch Ihre Stimmung ist womöglich nicht die beste. Oft fallen Sie gerade am Anfang in ein Tief, weil im Alltag Sorgen oder Stress oft durch Essen kompensiert werden. Fällt das weg, kommt vieles hoch ▸ siehe auch ab Seite 38. Möglicherweise haben Sie auch schlicht und einfach Hunger und das Gefühl, gleich vor Schwäche umzufallen. Wenn der Magen knurrt und alle Gedanken und Fantasien sich um Essen drehen, können Sie vielleicht sogar die Wände hochgehen wollen wie ein Tiger im Käfig vor der Fütterung. Zweifeln Sie gerade daran, ob es richtig war, mit der Fasten-Yoga-Kur zu beginnen? Alles verständlich in dieser Anfangszeit. Lassen Sie sich nicht entmutigen und sorgen Sie gut für sich (Hilfe bei Beschwerden ▸ siehe ab Seite 94). Je besser Sie Ihren Körper bei den Aufräumarbeiten unterstützen und je liebevoller Sie mit sich umgehen, desto schneller ist diese heftige Einstiegsphase überwunden.

TIPP

FASTENTAGE: RUHIGER GLEICHKLANG

- Morgens: Atemübungen am offenen Fenster, Tautreten
- Trockenbürsten und Duschen
- Yoga und Atemübungen
- Morgentee
- Ruhepause und Leberwickel
- Mittags: Fastensuppe
- Spazieren gehen, wandern, walken, Bewegung an der frischen Luft
- Nachmittagstee
- Yoga und Atemübungen
- Meditation, Gespräche
- Abendtee
- Eventuell Sauna, Massage oder Schwimmen
- Abend- und Nachtruhe

> **»Man entdeckt keine neuen Erdteile, ohne den Mut zu haben, alte Küsten aus den Augen zu verlieren.«**
>
> ANDRÉ GIDE, FRANZÖSISCHER SCHRIFT-STELLER UND NOBELPREISTRÄGER

Umschwung

Spätestens ab dem dritten Fastentag wird alles anders. Es ist der Sowohl-als-auch-Tag. Noch sind nicht alle Altlasten beseitigt, aber der Körper beginnt langsam aufzuatmen. Der Stoffwechsel hat sich inzwischen komplett auf die Ernährung von innen umgestellt, Hunger haben Sie jetzt bestimmt nicht mehr. Und langsam werden Sie sich wieder wacher und fitter fühlen.

Alles, was sich in den letzten zwei Tagen im Darm gesammelt hat, muss spätestens jetzt ausgeschieden werden. Sie werden staunen, wie viel das ist, obwohl fast nichts verdaut werden muss. Normalerweise besteht etwa ein Drittel unseres Kots aus Bakterien der Darmflora, ein weiteres Drittel aus Stoffen, die der Körper loswerden möchte. Es bleibt also auch ohne unverdauliche Nahrungsreste genug zum Entsorgen. Das bedeutet, dass Sie nun nochmals einen Einlauf machen

oder auf andere Weise für Stuhlgang sorgen sollten ▸ siehe ab Seite 59. Erschrecken Sie nicht: Manchmal stinkt es ganz ordentlich, was Ihr Körper da alles abgebaut hat und nun loslässt. Je länger sich im Organismus etwas ansammeln konnte, je mehr Medikamente Sie vielleicht vorher genommen haben oder je mehr künstliche Zusatzstoffe Ihr Essen enthalten hat, desto mehr muss beim »Körperputz« entsorgt werden.

Auch Ihre Zunge kann noch unangenehm belegt sein. Oder Sie schwitzen vermehrt und meinen trotz intensiver Körperpflege einen strengen Geruch auszuströmen. All das sind Zeichen für die starken aktiven Entgiftungsprozesse, die gerade ablaufen. Tipps zur Körperpflege während Ihrer Fastenzeit ▸ siehe ab Seite 97.

Aber wahrscheinlich fühlen Sie sich bereits leichter und befreiter und fragen sich allmählich, wie Sie jemals am Effekt des Fastens zweifeln konnten.

Neubeginn

Nachdem nun die gröbsten Altlasten beseitigt sind, kann sozusagen ein frischer Wind durch den Körper wehen. Ab dem vierten Fastentag entsteht Neues. Das spüren Sie jetzt deutlich. Sie haben Energie und Kraft, obwohl Sie wahrscheinlich wenig schlafen. Einige fühlen sich, als könnten sie Bäume ausreißen. Vielleicht sind Sie regelrecht euphorisch, »high« durchs Fasten und surfen auf einem Stimmungshoch. Ihr Körper scheint mühelos aufs Essen verzichten zu können, trotzdem ist er leistungsfähig und stark. Ob Yoga, Wandertouren oder andere sportliche Aktivitäten – vergessen sind das Schwächeln und die Tiefs der ersten Fastentage. Es geht Ihnen körperlich wie seelisch fantastisch und Sie fühlen sich auf erhebende Weise unabhängig vom Essen.

RUHEPAUSEN NICHT VERGESSEN!

Trotz allen Hochgefühls sollten Sie sich jetzt nicht übernehmen. Freuen Sie sich daran, dass es Ihnen so gut geht, aber sorgen Sie weiterhin achtsam für sich selbst. Gönnen Sie sich nach wie vor regelmäßig Ruhepausen. Schließlich haben Sie sich bewusst eine Auszeit für diese Fasten-Yoga-Kur genommen. Nutzen Sie sie, um aufzutanken und sich wirklich zu regenerieren, statt sich im Überschwang gleich wieder auszupowern und sich zu viel zuzumuten.

Tun Sie außerdem weiterhin alles, was die Entgiftung Ihres Körpers unterstützen kann. Auch wenn Sie selbst sich inzwischen besser fühlen, der Reinigungsprozess läuft weiter, solange Sie fasten.

INFO

WIE LANGE FASTEN?

Sieben Wochen Nahrungsverzicht wären durchaus möglich, das haben Sie bereits auf Seite 19 gelesen. Allerdings sollten so lange Fastenkuren nur unter ärztlicher Aufsicht in einer Klinik durchgeführt werden ▸ **siehe Seite 46/47** und auch nur, wenn Sie die nötigen Fettreserven besitzen, um Ihren Körper so lange Zeit »von innen« zu ernähren. Im Urlaub oder zu Hause fasten Sie am besten eine »Fastenwoche« lang, die eigentlich zehn bis elf Tage hat. Dazu gehören ein bis zwei Entlastungstage, fünf Fastentage, das Fastenbrechen sowie drei Aufbautage. Das ist ein optimaler Ablauf. Einen Überblick dazu finden Sie in der vorderen Umschlagklappe dieses Buches.

Wenn Sie es schaffen, diese Fastenwoche einmal im Jahr zu machen, tun Sie sehr viel für Ihr körperliches und geistiges Wohlbefinden. Und falls Ihnen eine Fasten-Yoga-Kur jährlich nicht reicht, spricht nichts dagegen, dass Sie zusätzlich eine zweite Fastenwoche einlegen.

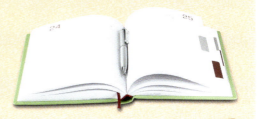

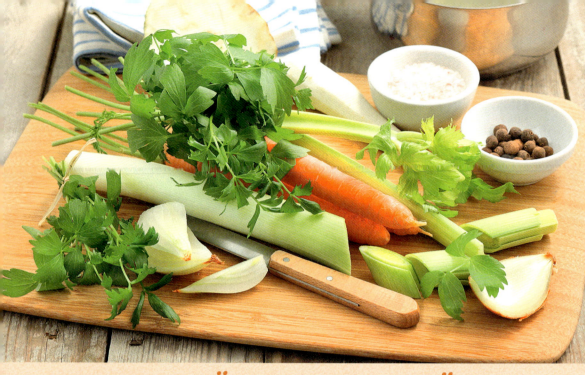

FASTENGETRÄNKE: DURCHSPÜLEN UND HEILEN

Aufs Essen verzichten Sie während Ihrer Fasten-Yoga-Kur zwar, dafür dürfen Sie aber sehr viel trinken. Natürlich nicht alles: Softdrinks, gesüßte Fruchtsaftgetränke, Kakao und Alkohol sind tabu. Auch Kaffee sollten Sie am besten meiden (Ausnahmen ▸ **siehe Seite 107**). Stattdessen dürfen Sie sich ausgiebig an der Wasser- und Tee-Bar bedienen. Damit es nicht langweilig wird und Sie zwischendurch auch ohne Essen ein paar neue Geschmackserlebnisse haben, bekommen Sie einige Anregungen für leckere Wildkräutercocktails aus dem Mixer. Am Anfang aber steht natürlich ein Rezept für die obligatorische Fastensuppe, allerdings mit besonderen Varianten. Lassen Sie sich von den Aromen überraschen. Da Ihre Sinne während des Fastens viel sensibler auf Reize reagieren, werden Sie vermutlich selbst feinste Nuancen intensiv herausschmecken.

Fastensuppe

Diese wärmende Suppe ist die Grundlage Ihrer Nährstoffversorgung beim Fasten. Sie liefert wichtige Mineralstoffe (Elektrolyte) sowie basische Stoffe, die mithelfen, den Säure-Basen-Haushalt des Körpers ▶ **siehe ab Seite 94** im Gleichgewicht zu halten.
Sie ist eher eine Brühe als eine Suppe, leicht und klar. Doch können Sie hier ausgiebig variieren, denn wer mag, kann sie durch die Verwendung bestimmter Gemüsesorten und Gewürze geschmacklich aufpeppen oder der Jahreszeit anpassen.
Täglich gibt es davon einen viertel bis einen halben Liter. Sie können die Suppe beziehungsweise das Grundrezept natürlich auf Vorrat kochen, im Kühlschrank hält sie sich zwei bis drei Tage. Ganz wichtig: Behalten Sie jeden Schluck eine Weile im Mund und genießen Sie die Aromen!

GRUNDREZEPT FASTENSUPPE

500 Gramm klassisches Suppengemüse wie Möhren, Lauch (Porree), Knollensellerie, Petersilienwurzel, Pastinake, Petersilie | 500 Gramm weiteres frisches, regionales Gemüse je nach Jahreszeit und Geschmack | 8 schwarze Pfefferkörner | 3 Wacholderbeeren | 5 Pimentkörner | 1 Lorbeerblatt | weitere Gewürze nach Belieben

Für ca. 2 Liter

1 Heizen Sie den Backofen auf 250 Grad vor (Umluft 230 Grad).

2 Waschen und putzen Sie das Gemüse und schneiden Sie es in grobe Stücke. Verteilen Sie alles einlagig auf einem Backblech und rösten Sie das Gemüse im vorgeheizten Backofen 20 Minuten lang an.

3 Inzwischen zerstoßen Sie die Gewürze im Mörser und rösten sie in einer trockenen Pfanne ebenfalls leicht an.

4 Geben Sie das Gemüse zusammen mit den Gewürzen in einen großen Topf, gießen Sie 2 l Wasser an (kalt, da es dann die Aromen besser aufnehmen kann) und köcheln Sie die Suppe 1 bis 1,5 Stunden. Die Suppe sollte dabei nicht kochen, sondern immer knapp unterhalb des Siedepunkts gar ziehen.

5 Anschließend geben Sie alles durch ein feines Sieb und fangen die klare Brühe auf.

Asia-Touch: Wer es asiatisch mag, ergänzt die Basisgewürze mit Koriandersamen, Gelbwurz (Kurkuma) und Zitronengras.

Winterlich-wärmend: Ergänzen Sie das Gemüse um Rote Bete und etwas Meerrettich und nehmen Sie zusätzlich zu den Basisgewürzen 1 aufgeschlitzte Vanilleschote, 1 Zimtstange und nach Belieben eventuell eine Reduktion aus Balsamico und braunem Zucker (Gläschen Balsamico mit 1 TL Zucker auf ein Drittel einköcheln).

Kräftiges Aroma, auch fürs Fastenbrechen: Wählen Sie beim Gemüse auch Tomaten und Paprika, die Sie mit anrösten und mitkochen.

WASSER: DAS WICHTIGSTE FASTENGETRÄNK

Zwei bis drei Liter Wasser sollten Sie über den Tag verteilt trinken.
Der Körper besteht zu 80 Prozent aus Wasser. Je besser Sie ihn durchspülen,
umso effektiver kann er sich reinigen.

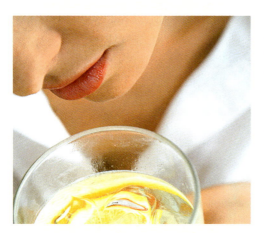

Während Ihrer Fasten-Yoga-Kur sollten Sie ständig Wasser zum Trinken griffbereit haben. Wenn Sie sich für ein Quellwasser oder Mineralwasser entscheiden, sollten Sie stilles Wasser ohne Kohlensäure wählen, das in Glasflaschen abgefüllt ist.

Neben klarem Wasser bietet selbst zubereitetes aromatisiertes Wasser zwischendurch eine Abwechslung und heilsame, unterstützende Effekte. Füllen Sie heiße Zubereitungen in eine Thermoskanne um und trinken Sie sie über den Tag verteilt.

ABGEKOCHTES LEITUNGSWASSER

Heißes Wasser hilft, Schlacken und Giftstoffe aus dem Körper auszuleiten. Durch das Kochen werden die Wassermoleküle voneinander getrennt und im Wasser gelöste Stoffe wie Kalk kristallisieren aus oder verdampfen. Das auf diese Weise gereinigte Wasser gelangt leichter in die feinen Zellzwischenräume des Körpers und kann deshalb Stoffwechselschlacken effektiver abtransportieren. Zudem schmeckt es sehr angenehm, gar aromatisch. Kochen Sie das Wasser mindestens zehn Minuten lang sprudelnd.

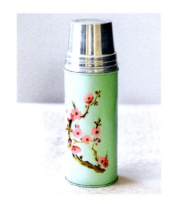

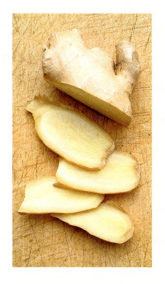

INGWERWASSER

Der gelbliche Wurzelstock (Rhizom) der tropischen Pflanze enthält ätherische Öle und das scharf schmeckende Gingerol. Diese verleihen ihm eine desinfizierende, antibakterielle Wirkung. Ingwer festigt das Gewebe, fördert die Durchblutung und stärkt das Immunsystem. Neben Vitamin C, Eisen, Phosphor, Kalzium und Kalium stecken darin viele sekundäre Pflanzenstoffe. Ingwerwasser aktiviert und wärmt und ist auch beim Abnehmen zu empfehlen. Es kann heiß ebenso wie kalt getrunken werden.

Pürieren Sie ein etwa 3 Zentimeter langes Stück Ingwerwurzel, eine grob zerkleinerte Bio-Zitrone oder -Limette und 0,2 Liter Wasser eine Minute lang im Mixer. In einem Krug mit 0,8 Liter kochendem Wasser auffüllen.

HAFER-LEINSAMEN-WASSER

Kreislaufstabilisierend und besonders morgens eine Wohltat für Magen und Darm. Hafer enthält wertvolle Mineral- und Pflanzenstoffe, die unter anderem entwässernd wirken. Leinsamen legt einen Schutzfilm auf die Magen- und Darmwände und puffert Magensäure.

Einen Liter Wasser mit vier Esslöffel Haferflocken und einem kleinen Esslöffel Leinsamen zehn Minuten leicht köcheln, ab und zu umrühren, durch ein Sieb abgießen.

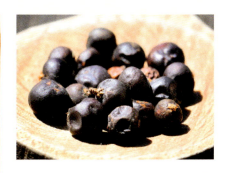

WACHOLDER-ZITRONEN-WASSER

Auch dieses Wasser wirkt reinigend und wärmend. Kochen Sie fünf Wacholderbeeren und ein Stück Bio-Zitronenschale zehn Minuten lang in einem Liter Wasser. Anschließend noch 15 Minuten zugedeckt ziehen lassen.

Heilpflanzentees

Neben Wasser ist Kräutertee das Basisgetränk beim Fasten-Yoga. Der Vorteil: Je nach den darin enthaltenen Pflanzenstoffen entfaltet er eine heilsame Wirkung. So können Sie durch die Auswahl Ihrer »Teedroge« ganz gezielt bestimmte Prozesse im Körper fördern oder bremsen. Leichte Beschwerden können Sie ebenfalls auf diese Weise in den Griff bekommen. Die Naturheilkunde kennt seit Jahrhunderten die entsprechenden Rezepte dafür. Damit Sie optimal von den Teekräutern profitieren und sich keine unerwünschten Nebenwirkungen einstellen, sollten Sie jedoch darauf achten, zu welcher Tageszeit Sie welchen Tee trinken.

Morgens bis mittags

TULSI

Das indische Basilikum ist eine der heiligsten Pflanzen im Hinduismus. Bereits die Berührung der Pflanze soll zur Reinigung von Körper und Geist führen. Das »Königskraut« stärkt das Immunsystem, hemmt Stress und kurbelt den Stoffwechsel an. Es enthält eine hohe Anzahl an Antioxidanzien und weist auch entgiftende Eigenschaften auf. Der Tee stimuliert die Leber dazu, sich selbst zu reinigen und Giftstoffe aus dem Körper auszuschwemmen.
Zubereitung: 1 TL in 150 ml kochend heißem Wasser 10 Min. ziehen lassen, abseihen.

GRÜNER HAFER

Die grün geernteten Getreidehalme enthalten neben Mineralstoffen harntreibende, entwässernde Pflanzenstoffe. Ein erhöhter Harnsäurespiegel ▸ siehe Seite 48 lässt sich wirkungsvoll senken, der Tee spült zudem die Harnwege durch und schwemmt aus.
Zubereitung: 1 TL in 150 ml Wasser 2 Min. kochen, 10 Min. ziehen lassen, abseihen.

MARIENDISTEL

Die Früchte von »Christi Krone«, wie der Volksmund die Pflanze nennt, enthalten Silymarin, einen Wirkstoffkomplex aus drei Flavonoiden. Diese Pflanzenstoffe unterstützen die Leber bei ihrer Entgiftungsarbeit und schützen sie. Sie regen die Zellbildung in der Leber an und fördern dadurch die Regeneration dieses wichtigen Organs.
Zubereitung: Früchte zerstoßen, 1 TL in 150 ml kochend heißem Wasser 10 Min. ziehen lassen, abseihen. Für den Geschmack können Sie etwas Pfefferminze dazugeben.

ROSMARIN

In den Blättern des aromatisch duftenden Strauches aus der Familie der Lippenblütler steckt kraftvolles ätherisches Öl. Es regt sowohl den Kreislauf an als auch die Produktion von Magensaft und Galle. Während des Fastens wärmt Sie der Tee, wenn Sie frösteln oder Ihr Blutdruck etwas schwächelt.
Zubereitung: 1 TL in 150 ml kochend heißem Wasser 15 Min. ziehen lassen, abseihen.

BRENNNESSEL

Die weitverbreitete Pflanze wirkt entwässernd und kommt bei jeder Frühjahrskur zum Einsatz. Kraut, Samen und Wurzeln sind reich an Mineralstoffen, vor allem an Kalium. Sie regen den gesamten Stoffwechsel an, besonders den Harnfluss, und gelten als effektives Mittel zur »Blutreinigung«.
Zubereitung: 1 TL in 150 ml kochend heißem Wasser 10 Min. ziehen lassen, abseihen.

LAPACHO

Die Innenrinde des südamerikanischen Baums galt den Inkas als Allheilmittel. Tee daraus sollte aber nicht im Übermaß genossen werden, da mögliche Nebenwirkungen bei intensivem Genuss noch nicht restlos geklärt sind. Lapacho enthält viele Mineralstoffe und wirkt harn- und schweißtreibend, entzündungshemmend und entsäuernd.
Zubereitung: 2 TL in 1 l Wasser 5 Min. kochen, 15 Min. ziehen lassen, abseihen.

KOMBUCHA

Kein Kraut, sondern ein Pilz wird hier zu einem Teegetränk verarbeitet. Er stammt aus der asiatischen Volksmedizin und enthält Bakterien und Hefen. Schwarzer Tee oder Kräutertee lässt sich damit vergären. Ähnlich wie Sauermilchprodukte und andere fermentierte Lebensmittel wirkt dieser Trank leicht abführend. Er pflegt die Mikrobiota im Darm, regt die Reinigungs- und Ausscheidungsprozesse an und belebt den Stoffwechsel. Kombucha gibt es im Reformhaus und im Bioladen. Wichtig ist, dass das Fertigprodukt lebende Kulturen enthält.

TEEMISCHUNG ZUR HAUTREINIGUNG

Hamamelisblätter, Walnussblätter, Veilchenblätter, Stiefmütterchen und Zitronengras zu gleichen Teilen mischen.
Zubereitung: 1 TL in 150 ml kochend heißem Wasser 10 Min. ziehen lassen, abseihen.

TEEMISCHUNG ZUR BLUTREINIGUNG

Brennnesselblätter, Birkenblätter, Walnussblätter und Ringelblumenblüten zu gleichen Teilen mischen.
Zubereitung: 1 TL in 150 ml kochend heißem Wasser 10 Min. ziehen lassen, abseihen.

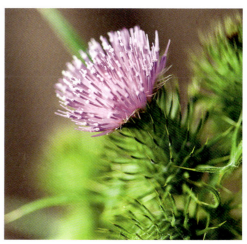

Das Sylimarin in den Früchten der Mariendistel ist ein altbewährtes Entgiftungsmittel.

Mittags bis abends

LINDENBLÜTEN

Als »Schwitztee« bei Erkältungskrankheiten sind die zart duftenden Blüten der Sommer- und Winterlinde in der Naturheilkunde bekannt. Ihre Schleim- und Pflanzenstoffe sowie ätherischen Öle wirken schweißtreibend und können dadurch Fieber senken. Während der Fasten-Yoga-Kur kurbeln sie die Ausscheidung über die Haut an.
Zubereitung: 2 TL in 150 ml kochend heißem Wasser 10 Min. ziehen lassen, abseihen.

VERBENENBLÄTTER

Angenehm süßlich und frisch schmeckt der Tee aus dem »Eisenkraut«, vor allem, wenn während des Fastens der Geschmackssinn sehr sensibel ist. Der beliebteste Haustee der Franzosen ist sehr bekömmlich, lindert Müdigkeit, Erschöpfung und Nervosität und pflegt alle Verdauungsorgane.
Zubereitung: 2 TL in 150 ml kochend heißem Wasser 10 Min. ziehen lassen, abseihen.

MELISSE

Nur wenn die Blätter dieses Lippenblütengewächses vor der Blüte der Pflanze geerntet werden, schmecken sie gut als Tee. Sie enthalten ätherisches Öl, das Krämpfe löst, Blähungen treibt und vor allem beruhigt. So hilft es bei nervösen Beschwerden und bei Einschlafstörungen aufgrund von übermäßiger Unruhe und kreisenden Gedanken.

Zubereitung: 2 TL in 150 ml kochend heißem Wasser 10 Min. ziehen lassen, abseihen.

JOHANNISKRAUT

Die leuchtend gelb blühende Staude enthält einen besonderen Wirkstoff: das Hypericin, auch Hypericumrot genannt. Es lindert nervöse Unruhe, stärkt die Nerven und hilft beim Einschlafen. Darüber hinaus hellt das »Gute-Laune-Kraut« die Stimmung auf und lässt leichte depressive Anflüge verschwinden, gerade richtig für die ersten Fastentage. Die Gesamtmischung der Pflanzenstoffe regt alle Verdauungsorgane an und fördert den Gallefluss. Johanniskraut erhöht die Lichtempfindlichkeit. Wenn Sie empfindliche Augen und eine sensible Haut haben, schützen Sie sich in der Sonne entsprechend.
Zubereitung: 2 TL in 150 ml kochend heißem Wasser 10 Min. ziehen lassen, abseihen.

TEEMISCHUNG FÜR STARKE NERVEN UND EIN KRÄFTIGES HERZ

Johanniskraut und Weißdorn zu gleichen Teilen mischen.
Zubereitung: 1 TL in 150 ml kochend heißem Wasser 10 Min. ziehen lassen, abseihen.

TEEMISCHUNG GEGEN SPANNUNGEN IN MAGEN UND DARM

Anis- und Fenchelsamen zu gleichen Teilen mischen.
Zubereitung: 1 TL in 150 ml kochend heißem Wasser 10 Min. ziehen lassen, abseihen.

Wildkräutergetränke

Wildkräuter sind die optimale Nahrungsergänzung. Sie enthalten eine Vielzahl an Heilsubstanzen, Vitalstoffen und Mineralien. Sie stecken voller Leben, das werden Sie schnell spüren. Die wichtigsten Wildkräuter sind Brennnessel, Spitzwegerich, Giersch und Löwenzahn. Sie wachsen überall und sind leicht zu finden. Sie kosten nichts, sondern sind ein Geschenk der Natur. Auch wenn wir nicht immer erfreut sind, sie in Beet und Rasen vorzufinden, sollten wir jede Gelegenheit nutzen, um mit ihnen unseren Speisezettel anzureichern – nicht nur während der Fasten-Yoga-Kur. Doch in dieser Zeit können sie uns besonders guttun. Mit ihren Mineral-, Bitter- und Gerbstoffen helfen die wilden Pflanzen dabei, Wasseransammlungen im Körper (Ödeme) und mit ihnen Giftstoffe auszuschwemmen, Blut und Organe gut durchzuspülen und die Nerven zu stärken. Der Reinigungs- und Regenerationsprozess des Fastens wird unterstützt. Das gibt mehr innere Klarheit, Sie fühlen sich friedvoller und entspannter. Wildkräuter sind somit eine optimale Ergänzung einer Fasten-Yoga-Kur. Wenn Sie sie selbst sammeln, meiden Sie die Nähe von Straßen und konventionell bewirtschafteten Feldern. Hier finden Sie nun einige Rezepte. Trinken Sie davon einen halben Liter über den Tag verteilt. Von Frühjahr bis Sommer eignen sich die Wildkräutercocktails am besten, im Herbst finden Sie die Zutaten für das Hagebutten-Vitamingetränk. Das Rote-Bete-Fastengetränk passt das ganze Jahr über. Bereiten Sie den Trank täglich frisch zu.

Brennnesselcocktail

Leicht verbrennen wir uns die Finger an ihr, innerlich aber tut die Brennnessel uns gut. Sie erhöht die Harnmenge und regt die Ausscheidung an, enthält viel Vitamin C, Eisen, Kalium und Kalzium. Schon früher wurde sie sehr geschätzt, weil sie das Gedächtnis verbessert und das »Feuer in die Lenden« zurückbringen soll. Albrecht Dürer betrachtete sie als eine »von Gott geschenkte Pflanze«, auf einem seiner Bilder zeigt ein Engel mit einer Brennnessel zum Himmel. Sie wächst in Gärten, an Zäunen und Bächen.
Zutaten: 1 l Wasser, 10 Brennnesselspitzen, 1 Bio-Limette, 100 ml Apfel- oder weißer Traubensaft, 1 EL Ahornsirup oder Honig.

TIPP

ZUBEREITUNG DER GETRÄNKE

Geben Sie alle Zutaten grob zerkleinert in den Mixer und pürieren Sie sie eine Minute lang. Bei Bedarf gießen Sie anschließend alles durch ein feines Sieb – wenn Sie einen Hochleistungsmixer besitzen, ist das aber meist nicht nötig.

Löwenzahncocktail

Anpassungsfähig und genügsam ist dieses Korbblütengewächs mit seinen dicken gelben Blütenknospen, die dann zu gelb leuchtenden Blüten und später zu »Pusteblumen« werden. Heilende Wirkung entfalten vor allem die Bitterstoffe des Löwenzahns. Im frischen Kraut stecken zudem viel Vitamin C und Kalium. Löwenzahn fördert die Ausscheidung und leitet Giftstoffe aus dem Körper aus. Er aktiviert Niere und Leber, wirkt heilend auf den Leber-Galle-Stoffwechsel, lindert Blähungen und Verdauungsbeschwerden. Nicht zuletzt verbessert die

INFO

BEWÄHRTES WISSEN

Eine Suppe aus den ersten frischen Wildkräutern nutzten schon Germanen und Kelten, um im Frühjahr nach den dunklen Wintertagen den Körper zu reinigen und zu stärken und Müdigkeit zu vertreiben. Ab dem Mittelalter gab es die Neunkräutersuppe am Gründonnerstag; der leicht bittere Geschmack sollte an die Leiden von Jesus Christus erinnern. Hinein kamen Brennnessel, Spitzwegerich, Giersch, Löwenzahn, Vogelmiere, Gundermann (Gundelrebe), Bärlauch, Taubnessel und Gänseblümchen.

Pflanze den Stoffwechsel im Bindegewebe. Sie ist auf Wiesen und in Gärten zu finden. **Zutaten:** 1 l Wasser, 10 Löwenzahnblätter, 1 Bio-Limette, ca. 1 cm dickes Stück frische Ingwerwurzel, 100 ml Apfelsaft oder weißer Traubensaft, 1 EL Ahornsirup.

Giersch-Spitzwegerich-Cocktail

Für Gärtner ist das »Dreiblatt« eine wahre Plage, wer Giersch allerdings als delikates Wildgemüse betrachtet, kann sich mit ihm versöhnen. Am besten schmecken die jungen Triebe und frischen Blätter. In Giersch stecken viel Vitamin C, Eisen und Kalium. Er wirkt entwässernd und abführend. Man findet ihn an schattig-feuchten Orten: in Gebüsch und Wald, am Bachufer. **Vorsicht:** Sammeln Sie Giersch nur, wenn Sie ihn zweifelsfrei erkennen! Vor allem die ausgewachsenen Pflanzen ähneln diversen Giftpflanzen wie dem Gefleckten Schierling. Die in einer Rosette stehenden, spitz zulaufenden Blätter des Spitzwegerichs enthalten Schleim- und Gerbstoffe sowie Kieselsäure, die wir für den Aufbau von Haut und Bindegewebe brauchen. Außerdem hemmt die unscheinbare Pflanze Entzündungen und löst Schleim in den Atemwegen. Der unverwüstliche Spitzwegerich ist in Gärten, auf Wiesen, an und auf Wegen zu finden. **Zutaten:** 1 l Wasser, 5 mittelgroße Gierschblätter, 8 Spitzwegerichblätter, 1 Bio-Limette, 1 cm frische Ingwerwurzel, ½ l Apfelsaft/Ananassaft, 1 EL Ahornsirup oder Honig.

Wildkräuter-Fastengetränk

Köstlich erfrischend ist dieses Mixgetränk, das einfach und schnell zubereitet ist. Darin sind alle vier ab Seite 73 bereits verwendeten Wildkräuter zusammen verarbeitet.

Zutaten: 1 l Wasser, 1 Handvoll Wildkräutermix (Brennnessel, Löwenzahn, Giersch und Spitzwegerich), ½ Bio-Zitrone oder 1 Bio-Limette, ca. 0,5 cm frische Ingwerwurzel, 100 ml Apfelsaft oder weißer Traubensaft, 1 TL Honig oder Ahornsirup.

Hagebutten-Vitamingetränk

Im Herbst, wenn die Früchte der Heckenrose reif und rot am Strauch hängen, können Sie damit ein erfrischendes Fastengetränk zubereiten, das gesund und glücklich macht. Die Hagebutte ist reich an Vitaminen, vor allem an Vitamin C, und den wertvollen Flavonoiden. Sie stärkt das Immunsystem und strafft die Haut. In der Volksmedizin wird sie darüber hinaus wegen ihrer leicht harntreibenden Wirkung geschätzt. Studien haben gezeigt, dass standardisiertes Pulver aus den Schalen und Samen der Hagebutte eventuell bei Rheuma Entzündungen hemmen und Schmerzen stillen und bei Arthrose die Beweglichkeit der Gelenke verbessern kann. Sammeln können Sie die wilden Früchte an Hecken, Wald- und Wegesrand.
Zutaten: 1 l Wasser, rund 50 Hagebutten, ein ca. 0,5 cm dickes Stück frische Ingwerwurzel, 2 kleine Äpfel oder 0,2 l Apfelsaft, 1 TL Honig oder Ahornsirup.

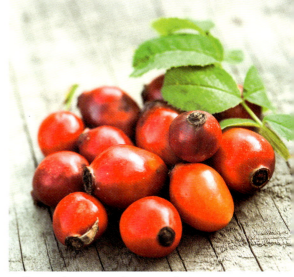

Reife Hagebutten: Das ist Gesundheit zum Sammeln und Heimtragen!

Rote-Bete-Fastengetränk

Die Rote Bete ist eines der gesündesten Gemüse. Neben dem Farbstoff Betanin stecken in ihr vor allem B-Vitamine, Eisen und Folsäure. Diese unterstützen die Reinigung des Körpers und kurbeln die Darmtätigkeit an. Allerdings enthalten Rote Beten (wie etwa Rhabarber oder Spinat) viel Oxalsäure, die im Körper Kalzium bindet. Wer zu Harnsteinen neigt, sollte daher nicht zu viel davon zu sich nehmen. Rote Bete kann den Urin rötlich färben, das ist ganz normal.
Zutaten: 1 l Wasser, 1 rohe Rote Bete, ca. 0,5 cm dickes Stück frische Ingwerwurzel, 1 kleiner Apfel oder 1 Handvoll Weintrauben, 1 TL Honig oder Ahornsirup.
Tipp: Mit etwas Zitronenwasser verschwindet die Färbung der Haut nach dem Schälen und Schneiden der Bete schnell wieder.

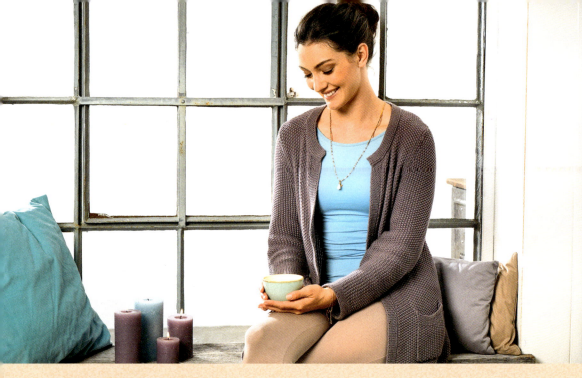

FASTEN-YOGA: BEWEGEN UND ATMEN

Die Yoga-Asanas auf den folgenden Seiten sind gezielt für Ihre Fasten-Yoga-Kur zu drei Programmen zusammengestellt. Sie sind ganz leicht zu erlernen und für Anfänger ebenso geeignet wie für Menschen, die bereits regelmäßig Yoga ausüben. Wichtig ist – wie immer bei Yogaübungen –, dass Sie achtsam mit Ihrem Körper umgehen und genau spüren, was ihm guttut. Überschreiten Sie Ihre eigenen Grenzen nicht, das gilt auch, wenn eine Übungsbeschreibung einmal über Ihre Möglichkeiten hinausgeht. Wenn Sie regelmäßig üben, werden Sie mit der Zeit Ihren Bewegungsraum erweitern. Es kommt beim Yoga nicht darauf an, athletische Leistungen zu erbringen, sondern es geht darum, mit sich selbst in Kontakt zu kommen, den eigenen Körper zu spüren und so den Reinigungs- und Entschleunigungsprozess beim Fasten zu unterstützen.

MIT SCHWUNG IN DEN TAG

Beim Fasten können anfangs vor allem morgens leichte Kreislaufprobleme auftreten. Vielleicht fühlen Sie sich müde oder Ihnen ist sogar etwas schwindelig. Hier helfen Übungen, die den Atem aktivieren – am effektivsten sind sie an der frischen Luft oder bei geöffnetem Fenster.

❶ KLOPFEN – ENERGIEFELD STÄRKEN

Das Abklopfen regt die Sinne an. So spüren Sie Ihren Körper intensiver und nehmen feinfühlig wahr, was jetzt gerade ist. Da Sie entlang der Energiebahnen, der Meridiane, arbeiten, lösen sich körperliche und geistige Blockaden. Die Lebensenergie kann wieder ungehindert fließen, sogenannte Schlacken werden abtransportiert und die Zellen beginnen mit der Regeneration. Durch die Kombination aus Klopfen und Atmen werden Stress, Unruhe und Ängste abgebaut, eine tiefe innere Ruhe stellt sich ein. Sie fühlen sich gleich belebt, wacher und vitaler.

- Beklopfen Sie mit den flachen Händen Ihren ganzen Körper. Beginnen Sie mit den Beinen: Zuerst ist das rechte Bein an der Reihe, dann das linke Bein, anschließend der Po, das Becken und der Bereich um das Kreuzbein. ▸ **Siehe Bild Seite 78 links**.
- Nun klopfen Sie mit der linken Hand auf Ihrer rechten Körperseite nach oben und weiter zur Schulter. Nach dem Beklopfen des Schulterbereiches wandern Sie klopfend an der Außenseite des rechten Armes hinunter bis zur Hand. Dort angekommen, klopfen Sie an der Innenseite des rechten Armes wieder nach oben. Anschließend beklopfen Sie genauso die linke Seite mit der rechten Hand. ▸ **Siehe Bild Seite 78 rechts**.
- Beklopfen Sie jetzt das Schlüsselbein und die Brustmuskulatur. Verweilen Sie etwas auf dem oberen Abschnitt des Brustbeins, da sich dahinter das Gewebe der Thymusdrüse befindet. Es ist in jungen Jahren sehr aktiv und bildet sich dann im Lauf des Lebens zurück. Das Beklopfen dieser Region stimuliert die Aktivität des verbliebenen Drüsengewebes und auf diese Weise auch das Immunsystem, es löst außerdem innere Spannungen und Stress und stärkt den Kreislauf.
- Weiter geht es auf den Kopf: Beklopfen Sie mit den Fingerspitzen ganz locker die Schädeldecke, dabei lassen Sie den Unterkiefer ebenfalls ganz locker.
- Falls eine zweite Person anwesend ist und bei der Klopfübung mitmacht, können Sie sich jetzt mit lockeren Fäusten oder mit

den Handflächen gegenseitig den Rücken beklopfen. Vielleicht möchten Sie dabei mit einem Ton ausatmen, das vertieft die Entspannung noch und gibt dem Klopfenden die Rückmeldung, dass seine Behandlung wohltuend ist.

- Zum Abschluss der Übung schütteln Sie alles, was Sie noch an Anspannung bemerken, aus sich heraus. Dann verteilen Sie Ihr Körpergewicht gleichmäßig auf beide Beine, schließen die Augen und spüren einen Moment nach.
- **Wichtig:** Bei der gesamten Übung tief durch den Mund ausatmen, dabei den Unterkiefer locker lassen.

② ATEMRÄUME ÖFFNEN

Diese Übung entspannt und stärkt den gesamten Schulterbereich. Sie fördert außerdem die Tiefenatmung, regt den Kreislauf an und kräftigt die gesamte Muskulatur im Bereich von Wirbelsäule, Hüften und Taille. So gibt sie uns Stabilität in der Bewegung.

- In einer stabilen Dreiecksstellung mit schulterbreit geöffneten Füßen beugen Sie ausatmend den Oberkörper zur linken Seite. Der linke Arm hängt dabei locker nach unten, zur Stabilisierung der Position können Sie die Hand leicht auf dem Knie ablegen. Ihr rechter Ellbogen geht gleichzeitig nach oben, als würde Sie je-

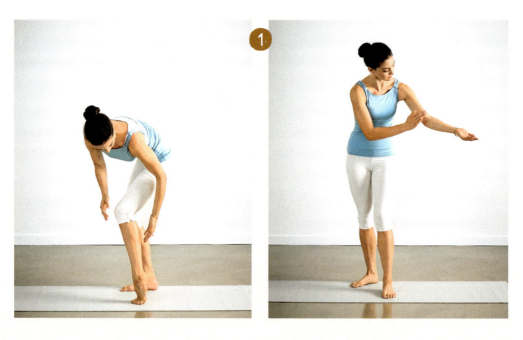

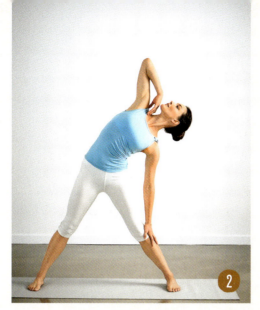

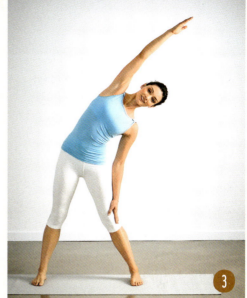

mand daran hochziehen. Ihr Blick ist ebenfalls senkrecht nach oben gerichtet.

▶ **Siehe Bild oben links.**

- Einatmend kommen Sie anschließend wieder zur Mitte zurück.
- Ausatmend beugen Sie sich nun nach rechts, der rechte Arm hängt herunter, der linke Ellbogen geht nach oben.
- Fahren Sie zwei Minuten in einer fließenden Bewegung so fort. Gesicht und Augen folgen dem nach oben zeigenden Ellbogen, sodass Nacken und Augen immer in Bewegung sind. So entsteht Bewusstheit und es fällt Ihnen leichter, mit Ihrer Aufmerksamkeit bei Ihrer Atmung zu bleiben.
- **Wichtig:** Beugen Sie Ihren Oberkörper nicht nach vorn, er bleibt während der gesamten Übung aufgerichtet und beugt sich nur zur Seite.

❸ SEITLICH DEHNEN

Verbessert die Lungenfunktion. So bekommt der Körper mehr Sauerstoff, das regt Kreislauf und Stoffwechsel an. Auch wird die Wirbelsäule gestreckt, was die Bandscheiben kräftigt und die Muskeln dehnt.

- In stabiler Dreiecksstellung nehmen Sie den rechten Arm nach oben und ziehen Ihre rechte Körperseite sanft in die Länge.
- Beugen Sie ausatmend den Oberkörper nach links, der linke Arm ist entspannt. Spüren Sie den Bogen und die Dehnung vom rechten Fuß bis zur rechten Hand.

▶ **Siehe Bild oben rechts.**

- Bleiben Sie acht fließende Atemzüge in dieser Haltung. Spüren Sie die Atembewegung auf der ganzen rechten Körperseite.
- Kommen Sie zur Mitte zurück und wiederholen Sie die Übung zur anderen Seite.

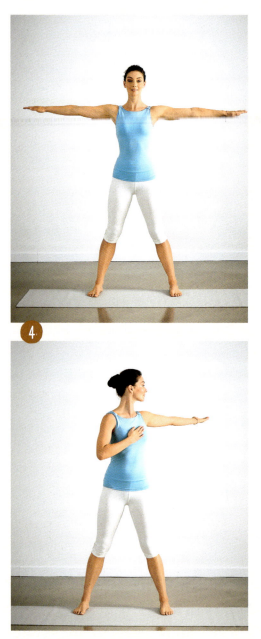

Drehungen lockern die Rückenmuskulatur, wärmen die Wirbelsäule und lösen festsitzende Verspannungen. Durch das fließende, dynamische Drehen wird die Atmung aktiviert und Schwächezustände lösen sich auf.

- In der stabilen Dreiecksstellung strecken Sie beide Arme seitlich nach außen. Die Handinnenflächen weisen nach unten. Lassen Sie Ihre Schultern und Schulterblätter nach unten sinken, sodass Ihr Nacken frei ist. ▸ Siehe oberes Bild.

- Drehen Sie sich nun zur linken Seite. Der linke Arm bleibt gestreckt, die Handfläche dreht sich nach oben auf. Schauen Sie dabei über Ihre Hand nach hinten. Gleichzeitig beugt sich der rechte Arm, die Innenfläche der rechten Hand kommt zum Brustbein. ▸ Siehe unteres Bild.

- Anschließend drehen Sie sich um eine gedachte Mittelachse nach rechts, der rechte Arm streckt sich aus, die Handinnenfläche öffnet sich nach oben, der linke Arm beugt sich und die Innenfläche der linken Hand kommt zum Brustbein.

- Drehen Sie sich abwechseld so weiter um Ihre innere Achse. Bleiben Sie dabei immer in Bewegung. Sie können hier schneller atmen – in der Drehung atmen Sie aus, in der Mitte atmen Sie ein.

- **Wichtig:** Der Nacken sollte frei und entspannt sein, sodass die Halswirbelsäule sich natürlich mitdrehen kann. Ziehen Sie dafür leicht das Kinn zur Brust.

❺ BEFREIT SCHÜTTELN

Durch das ganz lockere Schütteln des ganzen Körpers beginnt die Energie, die Sie in den vorangegangenen Übungen geweckt haben, frei in Ihnen zu fließen. Es ist die beste Organmassage und es löst Spannungen und Ablagerungen in Muskeln und Gelenken. Stellen Sie sich dabei vor, wie Sie alles Negative und Belastende erst aufrütteln und dann einfach abschütteln, aus Ihren Gedanken und Ihrem Körper wegstoßen. Diese Übung ist wie eine Energiedusche, die Sie innerlich frei und glücklich macht.

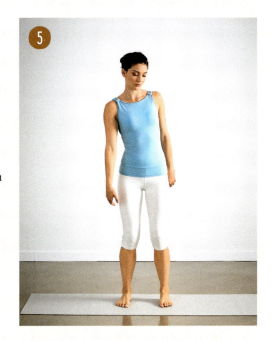

- Stellen Sie sich aufrecht und gerade hin, die Beine stehen hüftbreit auseinander. Spüren Sie den Kontakt Ihrer Füße zum Boden. Die Knie sind leicht gebeugt und elastisch. Ihr Becken, Ihre Arme und Ihre Hände sind entspannt und locker.
- Kommen Sie nun von innen heraus in ein Schütteln, das ganz klein beginnt, bis es schließlich den ganzen Körper erfasst. Atmen Sie dabei immer tiefer und länger ein und aus, wobei die Betonung auf dem Ausatmen und Loslassen liegt.
- Nachdem Sie sich drei bis fünf Minuten geschüttelt haben, bleiben Sie ruhig stehen. Schließen Sie, wenn Sie mögen, die Augen und spüren Sie einige Zeit nach.
- **Wichtig:** Schütteln Sie nur so stark, wie es für Sie angenehm ist. Wichtiger als die Intensität der Bewegung ist, dass sie wirklich durch den ganzen Körper geht – und vor allem, dass Sie sich dabei wohlfühlen.

TIPP

DURCH DEN MUND AUSATMEN

Beim Fasten-Yoga geht es ums Loslassen. Atmen Sie deshalb immer mal durch den Mund aus. Der Ausatem kommt so aus der Tiefe des Körpers und kann ihn viel nachhaltiger entspannen. Verkürzte Sehnen und Muskeln können wieder länger, der Kopf frei werden. Gesicht und Kiefermuskeln werden gelockert, das löst emotionale Spannungen. Sie können auch mit einem Ton ausatmen.

IN DIE TIEFE ATMEN

Oft ist es gar nicht so einfach, während des Fastens abends zur Ruhe zu kommen. Körper und Geist können in Aufruhr sein und Sie sind vielleicht dünnhäutiger als sonst. Yoga hilft Ihnen, ins Reine mit sich zu kommen und sich zu entspannen. Hilfreich sind dabei Asanas, die Ihre Körpermitte stärken.

① DYNAMISCHE SCHULTERBRÜCKE

Stärkt die Körpermitte und öffnet das Herz, verleiht Sicherheit und Selbstvertrauen. Die dynamisch fließende Asana löst Spannungen in der Wirbelsäule und fördert die wichtige Bauchatmung.

- Sie liegen entspannt auf dem Rücken und stellen die Füße hüftbreit auf. Die Sprunggelenke befinden sich senkrecht unter den Knien. ▸ **Siehe Bild unten links.**
- Ziehen Sie das Kinn zur Brust, sodass Ihr Nacken immer länger wird. Nun heben Sie einatmend das Gesäß an und rollen die Wirbelsäule langsam vom Boden ab. Ziehen Sie dabei das Schambein Richtung Bauchnabel, sodass Sie die Muskelanspannung im Gesäß wahrnehmen. Zugleich bewegen Sie die Arme langsam nach oben über den Kopf. ▸ **Siehe Bild unten rechts.**
- Bleiben Sie drei Atemzüge lang in dieser Haltung. Achten Sie darauf, dass Ihre Beine stabil am Boden stehen, und spüren Sie die ruhige, wellenartige Atembewegung im Bauch- und Beckenraum.
- Mit der dritten Ausatmung rollen Sie Ihre Wirbelsäule langsam von oben nach unten

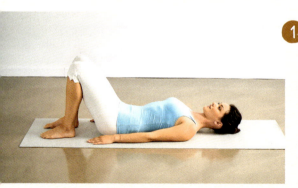 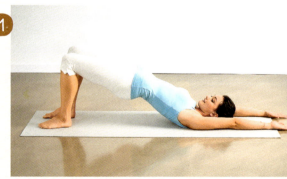

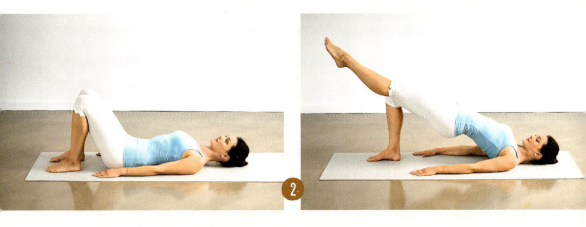

Wirbel für Wirbel auf den Boden zurück. Dabei kommen auch Ihre Arme langsam und gestreckt wieder neben dem Becken auf dem Boden zum Liegen.

- Wiederholen Sie diese Abfolge achtmal. Anschließend nehmen Sie die Knie zur Brust. Umarmen Sie Ihre Beine und spüren Sie für zehn Atemzüge, wie sich Ihr unterer Rücken entspannt.

❷ INNEREN HALT FINDEN

Diese spezielle statische Form der Schulterbrücke fördert die Tiefenatmung. Sie hat eine besonders entspannende und heilende Wirkung auf Ihre Unterleibsorgane. Außerdem stärken Sie damit Ihre Bein-, Gesäß- und Rückenmuskulatur.

- Legen Sie sich entspannt auf den Rücken und stellen Sie die Füße hüftbreit auf. Die Knöchel befinden sich unterhalb der Knie. ▸ **Siehe Bild oben links.**

- Ziehen Sie das Kinn zur Brust, sodass Ihr Nacken immer länger wird. Einatmend heben Sie das Gesäß und rollen die Wirbelsäule langsam vom Boden ab. Ziehen Sie dabei das Schambein in Richtung Bauchnabel, sodass Sie die Muskelanspannung im Gesäß deutlich wahrnehmen können. Nun strecken Sie ein Bein nach vorn aus; die Arme lassen Sie dabei am Boden liegen. ▸ **Siehe Bild oben rechts.**

- Bleiben Sie fünf Atemzüge lang in dieser Stellung. Achten Sie darauf, dass Ihr anderer Fuß stabil am Boden steht, und spüren Sie die Atembewegung in Ihrem Bauch- und Beckenraum. Danach wechseln Sie auf das andere Bein.

- Wiederholen Sie die beschriebene Abfolge fünfmal. Anschließend nehmen Sie die Knie wieder zur Brust und umarmen Ihre Beine. Spüren Sie der Übung zehn ruhige Atemzüge lang nach.

❸ DIE MITTE SPÜREN

Diese Stellung hat eine unvergleichliche Wirkung auf den ganzen Körper, da sie das Nabelzentrum stärkt, welches das anatomische Zentrum des Körpers bildet. Die Streckung übt einen heilsamen Einfluss auf das feinste und subtilste Körpergewebe aus. Wenn Sie diese Asana regelmäßig üben, stärken Sie außerdem Ihre Nieren sowie Ihre Bauch-, Rücken- und Nackenmuskulatur.

- Sie liegen lang ausgestreckt auf dem Rücken. Schieben Sie die Hände ein wenig unter das Gesäß, die Handflächen liegen auf dem Boden auf. Nun ziehen Sie ausatmend das Kinn Richtung Brust, heben den Kopf leicht an und schauen zu Ihren Füßen. ▸ **Siehe Bild unten links.**
- Drücken Sie die Lendenwirbelsäule in den Boden und heben Sie die gestreckten Beine mit angewinkelten Füßen langsam und fließend so weit an, bis sie senkrecht zur Decke zeigen. ▸ **Siehe Bild unten rechts.**
- Halten Sie diese Position drei Atemzüge lang. Atmen Sie dabei in Ihrer Vorstellung durch den Nabel aus, sodass Ihr Bauch tief nach innen sinkt.
- Mit der vierten Ausatmung kommen Sie langsam und kontrolliert in die Ausgangsstellung zurück.
- Spüren Sie der Wirkung zwei Atemzüge lang nach und wiederholen Sie die Übung noch achtmal.
- **Wichtig:** Sollte bei dieser Übung die Belastung für Ihren unteren Rücken zu hoch sein, beugen Sie die Knie an, wenn Sie die Beine nach oben und nach unten nehmen. Wenn sich Ihr Nacken zu sehr anspannt, nehmen Sie die Hände zur Unterstützung wie eine Schale hinter den Kopf, sodass er sich entspannen kann.

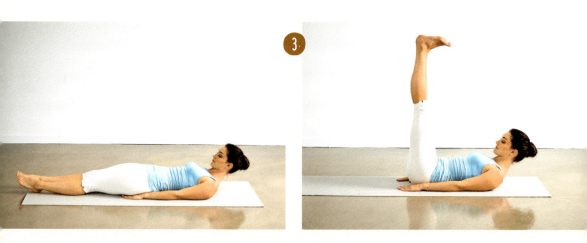

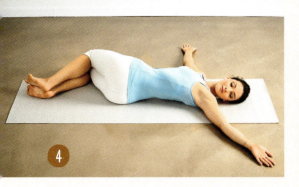

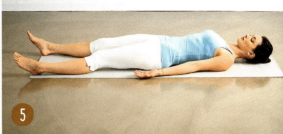

④ ENTSPANNEN UND WEITEN

Die Asana entspannt wunderbar Schultern und Rücken, begünstigt die Tiefenatmung und Sie kommen innerlich zur Ruhe.

• Legen Sie sich bequem auf den Rücken. Die Arme sind im rechten Winkel zum Körper nach außen ausgebreitet.

• Ziehen Sie Ihre Beine rechtwinklig an. Lassen Sie sie ausatmend langsam so weit es geht nach links sinken. Ihr Gesicht schaut nach rechts. Drehen Sie sich nur so weit, dass Arme und Schultern bequem am Boden bleiben können!

• Spüren Sie die Drehung in Ihrer Wirbelsäule und versuchen Sie, mit jeder Ausatmung weicher zu werden und Anspannung loszulassen. Geben Sie dabei Ihr ganzes Gewicht und alle Ihre Gedanken immer mehr in den Boden ab. Atmen Sie zwei Minuten lang tief ein und aus.

• Kommen Sie einatmend zurück zur Mitte und machen Sie die Bewegung anders herum. Bleiben Sie wieder zwei Minuten liegen und atmen Sie tief ein und aus.

• Wiederholen Sie die Bewegung jeweils noch einmal zu jeder Seite.

⑤ STILLE WAHRNEHMEN

• Sie liegen bequem auf dem Rücken, die Hände neben dem Körper und nach oben geöffnet. Schließen Sie Ihre Augen. Ihr Gesicht ist entspannt, der Unterkiefer gelöst. Lassen Sie sich mit jeder Ausatmung tiefer in den Boden sinken.

• Gehen Sie mit Ihrer Aufmerksamkeit in Ihren Bauch- und Beckenraum. Mit dem Ausatem sinkt die Bauchdecke leicht ein, mit dem Einatem hebt sie sich wieder.

• Lassen Sie innerlich vollkommen los. Genießen Sie den Moment. Lauschen Sie der Stille und den Geräuschen Ihres Körpers. Dehnen Sie sich immer mehr in den Raum der Ruhe hinein aus. Schenken Sie sich selbst das Gefühl, akzeptiert, geborgen und geliebt im Hier und Jetzt zu sein.

• Nach fünf bis zehn Minuten bewegen Sie leicht Hände und Füße, räkeln und strecken sich und öffnen langsam die Augen.

SONNENGRUSS: LEBENSENERGIE AKTIVIEREN

Wer fastet, friert meist leichter als sonst, fühlt sich fröstelig und verletzbar. Der Sonnengruß ist eine fließende, dynamische Bewegungsabfolge, die den Körper wunderbar erwärmt, die Muskulatur dehnt, stärkt und geschmeidig macht. Diese Serie von zwölf Asanas belebt und beruhigt zugleich.

ASANA 1

- Stellen Sie sich gerade hin, die Füße sind hüftbreit auseinander, der Beckenboden ist leicht angespannt. Legen Sie die Handflächen vor der Brust aneinander und atmen Sie aus.

ASANA 2

- Einatmend strecken Sie die Arme nach oben, die Hände bewegen sich leicht auseinander. Der Oberkörper geht dabei leicht nach hinten. Ziehen Sie den Bauch nach innen, sodass Sie Stabilität in der Körpermitte finden. Spüren Sie den Bogen von den Füßen bis zu den Fingerspitzen.

ASANA 3

- Ausatmend beugen Sie sich nun nach vorn, die Hände bewegen sich Richtung Boden. Legen Sie sie flach neben den Füßen ab. Wenn das nicht mit durchgedrückten Beinen möglich ist, können Sie die Knie leicht anbeugen. Lassen Sie Ihren Kopf locker hängen und spüren Sie die Dehnung in den Beinen.

ASANA 4

- Atmen Sie ein und setzen Sie dabei das rechte Bein in einem weiten Ausfallschritt nach hinten. Die Handflächen und der linke Fuß bleiben dabei fest auf dem Boden. Ihre Unterschenkel und Oberschenkel bilden einen rechten Winkel unter dem Oberkörper.

ASANA 5

- Ausatmend setzen Sie nun auch Ihr linkes Bein nach hinten. Ihre Beine sind jetzt auf die Zehenspitzen gestützt. Ihre Handflä-

TIPP

LANGSAM STEIGERN

Beginnen Sie langsam und achten Sie darauf, dass Sie auf einer rutschfesten Unterlage üben. Wenn Sie die Abfolge kennen, können Sie allmählich schneller werden. Dann »heizen« die Übungen Ihnen richtig ein.

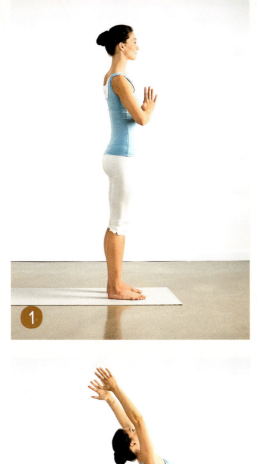

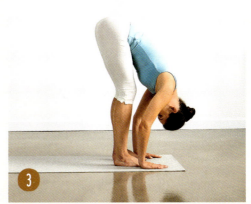

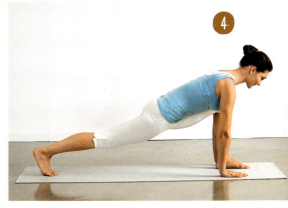

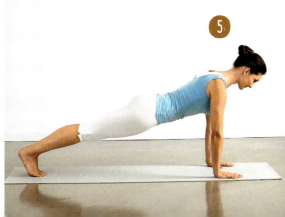

chen sind weiterhin flach auf dem Boden, die Arme unter den Schultern gerade aufgestützt. Ihr ganzer Körper bildet in dieser »Bretthaltung« eine gerade Linie. Ziehen Sie die Bauchdecke nach innen, sodass Sie die Stabilität in Ihrer Körpermitte bewusst wahrnehmen.

ASANA 6

- Ausatmend lassen Sie die Knie sinken und kommen mit dem Gesäß auf die Fersen, sodass sich Ihr unterer Rücken für einen Moment entspannt.

ASANA 7

- Mit einem langen Einatem schieben Sie Kopf und Oberkörper knapp über dem Boden nach vorn, bis Sie sich mit den Händen unterhalb der Schultern aufstützen können. Die Ellbogen liegen eng am Körper an.

ASANA 8

- Dann ziehen Sie den Oberkörper nur mit Ihrer Rückenmuskulatur nach oben in die »Kobra«. Der Kopf ist gehoben, der Blick geht geradeaus nach vorn. Das Becken bleibt am Boden.

ASANA 9

- Schieben Sie mit der anschließenden Ausatmung Ihr Becken weiter nach oben in den »Herabschauenden Hund«, indem Sie die Füße aufsetzen und mit den Händen »den Boden wegdrücken«. Ihr Blick geht zu den Füßen, der Nacken ist lang, der Rücken ist gerade.

ASANA 10

- Einatmend setzen Sie Ihr rechtes Bein nach vorn, der Fuß steht zwischen den Händen (wie in Position 4, nur mit dem anderen Bein).

ASANA 11

- Beim Ausatem nehmen Sie Ihr linkes Bein nach vorn zwischen die Hände am Boden. Sie stehen nun wieder so nach vorn gebeugt da wie in Asana 3.

ASANA 12

- Einatmend kommen Sie mit leicht gebeugten Knien hoch in den Bogen (wie Position 2) und legen Ihre Hände wieder aneinander.

ASANA 1

- Mit dem anschließenden Ausatmen kommen Sie zurück in die Grundstellung. Legen Sie Ihre Hände vor dem Herzzentrum aneinander und spüren Sie der Übung einen Atemzug lang nach.
- Wiederholen Sie die ganze Abfolge noch acht- bis zwölfmal.

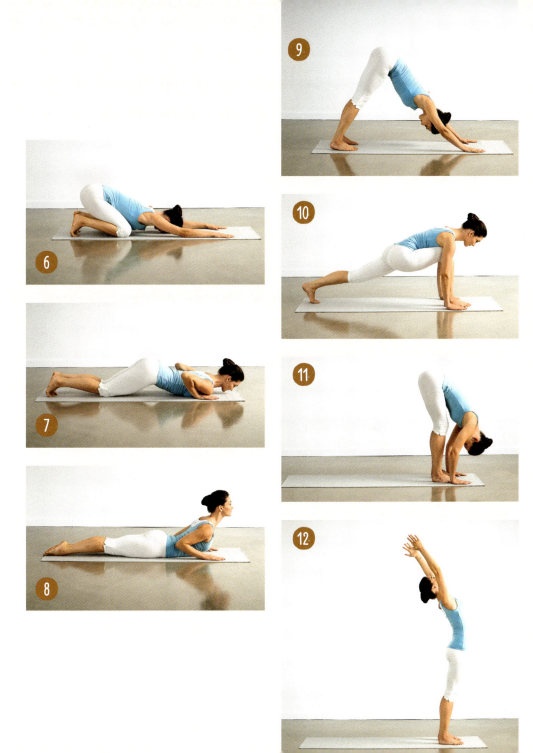

KRAFTVOLL REINIGEN: ATEMÜBUNGEN

Das Leben beginnt mit dem ersten und endet mit dem letzten Atemzug. Der natürliche Prozess von Aus- und Einatmen entfaltet vor allem dann sein volles Potenzial, wenn wir innerlich frei und vollkommen entspannt sind.

Beim vollständigen Ausatmen leeren wir uns, lassen Altes und Verbrauchtes mit dem Kohlendioxid aus unserer Lunge los und befreien uns von inneren Anspannungen. Ausatmen bedeutet abzugeben, frei zu werden. Beim Einatmen bekommen wir frische Lebensenergie, Prana, in Form von Sauerstoff. Einatmen bedeutet, Neues in uns aufzunehmen, bis tief hinein in jede Zelle.

- Dieser Prozess des Austausches ist beim Fasten besonders wichtig. Die Yoga-Atemübungen, Pranayama, unterstützen ihn kraftvoll und fördern so die Reinigung des ganzen Organismus. Sie helfen uns, uns von allem zu verabschieden, was wir gern ablegen möchten, und Körper, Geist und Seele wieder in Einklang zu bringen.
- Die Atmung ist ein Bindeglied zwischen der inneren und der äußeren Welt. In ihr spiegelt sich unsere Gefühls- und Gemütsverfassung: Ist der Geist freudvoll und lebensbejahend, fließt der Atem tief und ruhig. Sind wir dagegen ängstlich oder unruhig, wird die Atmung kurz, schwer oder flach. Die Atemübungen ermöglichen es uns, jeden Atemzug bewusst und

konzentriert wahrzunehmen. So können wir nach innen spüren und die Energien in uns mithilfe unserer Atmung gezielt lenken. Achtsam ausgeführte Atemübungen balancieren das Nervensystem aus und schenken uns inneres Gleichgewicht. Wenn der Atem frei fließt, entsteht eine charismatische Ausstrahlung. So ist die Atmung die Melodie unseres ganzheitlichen Seins, welche unseren Körper in Schwingung versetzt und den Rhythmus der inneren Vorgänge und unseren Zugang zur Welt bestimmt.

UJJAYI: DER RUHIGE UND FLIESSENDE ATEM

Durch die Ujjayi-Atmung finden wir in den Fastentagen immer mehr zu uns selbst. Diese Atemtechnik, auch »Reibeatem« genannt, ist wie eine Meditation. Sie führt uns in eine tiefe innere Ruhe und löst jede Form von Nervosität und Spannung. Dies zu erleben ist enorm wichtig, denn erst, wenn wir alle seelischen Belastungen losgelassen und uns mit uns selbst ausgesöhnt haben, beginnen die Selbstheilungskräfte im Körper aktiv zu werden. Dass man sich nach dem Fasten »wie neugeboren fühlt«, ist nicht zuletzt diesem neu gewonnenen seelischen Gleichgewicht zu verdanken. Die Ujjayi-Atmung zeigt uns den Weg, still zu werden und nach innen zu horchen. Die wirklich wichtigen Dinge im Leben verändern wir nicht durch körperliche Kraft, sondern durch geistige Kraft und Konzentration.

- ❶ Finden Sie eine aufrechte und entspannte Sitzhaltung. Ziehen Sie Ihr Kinn leicht nach unten, sodass Ihr Nacken verlängert wird. Lassen Sie sich innerlich immer ruhiger werden, damit Ihre Wahrnehmung intensiver wird. Beobachten Sie Ihre Atmung und spüren Sie, wie die Ausatmung geht und wie die Einatmung von allein wiederkommt.

- Verschließen Sie leicht Ihre Stimmritze, sodass ein leichtes Rauschen in Ihrer Kehle entsteht. Ihre Ausatmung wird immer ruhiger, gleichmäßiger und länger. Je länger Ihre Ausatmung wird, umso länger und tiefer wird auch Ihre Einatmung. Spüren Sie dabei, wie sich Ihre Einatmung im Inneren Ihres Bauch- und Beckenraumes ausbreitet.

- Bleiben Sie mit Ihrer Aufmerksamkeit, mit Ihrer Konzentration die ganze Zeit über bei dem kaum hörbaren Hauchgeräusch in Ihrer Kehle. Dieses Geräusch ist wie das leise Rauschen, das man hört, wenn man sich eine große Muschel ans Ohr hält. Beim Einatmen fühlt es sich an,

als würden Sie die Luft sanft durch einen Strohhalm einziehen.

- Spüren Sie, wie Sie von Minute zu Minute innerlich ruhiger werden. Gleiten Sie vom aktiven Atmen in einen Zustand, in dem Ihr Körper von allein atmet. Sie sind nun lediglich ein stiller Beobachter.

- Atmen Sie ungefähr fünf Minuten lang auf diese Weise.

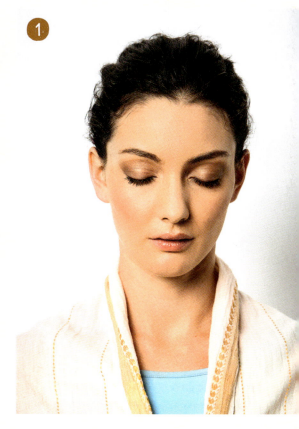

UJJAYI-VARIANTE: DER RUHIGE ATEM DURCH EIN NASENLOCH

- Legen Sie Ihre rechte Hand in die Vishnu Mudra. Dafür beugen Sie Zeige- und Mittelfinger und legen Ihren Daumen über beide Finger. Der Ringfinger und der kleine Finger bleiben gestreckt.
- ❶ Verschließen Sie nun mit dem Ringfinger auf halber Höhe der Nase direkt unterhalb des Knorpels Ihre rechte Nasenöffnung. Atmen Sie nur durch das linke Nasenloch ruhig ein und aus.
- Verschließen Sie wieder leicht Ihre Stimmritze und hören Sie das sanfte Hauchgeräusch in Ihrer Kehle. Versuchen Sie dabei, innerlich vollkommen loszulassen, lassen Sie alles Vergangene hinter sich. Alles Zukünftige bleibt vor Ihnen. Es ist, als schliefen Sie, wobei ein Teil von Ihnen aufmerksam und wach ist und beobachtet, wie die Ausatmung geht und die Einatmung von allein wiederkommt.
- Nach drei Minuten wechseln Sie die Seite. Legen Sie also nun Ihre linke Hand in die Vishnu Mudra, verschließen Sie mit dem Ringfinger die linke Nasenöffnung und atmen Sie nur durch die rechte Nasenöffnung, wieder drei Minuten lang.
- Anschließend machen Sie eine kleine Pause und beobachten Ihre Atmung durch beide Nasenöffnungen.

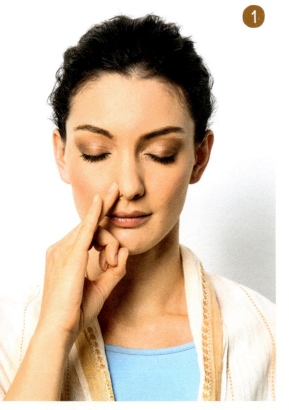

KAPALABHATI: DER REINIGENDE UND AKTIVIERENDE ATEM

Diese Atemübung gehört traditionell zu den Reinigungsübungen des Yoga, den Kriyas. Mit der »Schnellatmung«, auch Feueratem genannt, können wir unseren ganzen Körper reinigen. So wie uns die Ujjayi-Atmung von seelischen Altlasten befreit und eine tiefe Ruhe in uns erzeugt, aktiviert und stärkt die Kapalabhati-Atmung unseren Stoffwechsel, sie reinigt und entgiftet uns auf körperlicher Ebene. Kapalabhati reichert das Blut mit Sauerstoff an. Die Übung beseitigt geistige und emotionelle Spannungen, hilft gegen Müdigkeit und Niedergeschlagenheit und bringt Freude und Leichtigkeit zurück. Sie stärkt zudem die Bauchmuskulatur und verringert Fettpolster. **Vorsicht:** Sie sollten Kapalabhati nicht üben bei Entzündungen jeder Art im Bauchraum, bei Migräne und in der Schwangerschaft.

- Kommen Sie in eine aufrechte und entspannte Sitzhaltung. Werden Sie innerlich ruhig. Beobachten Sie Ihre Atmung und spüren Sie, wie sich der Einatem in Ihrem Bauch- und Beckenraum ausbreitet.
- Atmen Sie nun entspannt ein und beginnen Sie, kurz, dynamisch und stoßartig auszuatmen, wie bei einem Blasebalg, aus dem Sie die Luft hinausstoßen. Das hört sich an wie ein kurzer »Ha«-Ton. Achten Sie dabei nur auf die Ausatmung, die Einatmung geschieht passiv.
- Falls Sie außer Atem kommen oder Ihnen schwindlig wird, verlangsamen Sie den Atemrhythmus so, dass Sie diese Atmung länger durchhalten können.
- Spüren Sie Ihren Bauch: Diese Atmung lockert Ihr Zwerchfell. Es bewegt sich ausatmend nach oben, die innere Bauchmuskulatur zieht die Bauchdecke nach innen.
- Machen Sie anfangs 2-mal 20 Atemstöße. Wenn Sie sich daran gewöhnt haben, erhöhen Sie auf 2-mal 40. Am besten üben Sie zweimal täglich, morgens und mittags.

KAPALABHATI-VARIANTE: REINIGENDER ATEM DURCH EIN NASENLOCH

- Legen Sie Ihre rechte Hand wieder in die Vishnu Mudra ▶ **siehe Bild linke Seite**.
- Verschließen Sie mit dem Ringfinger auf halber Höhe der Nase direkt unterhalb des Knorpels Ihre rechte Nasenöffnung.
- Atmen Sie entspannt durch das linke Nasenloch ein und beginnen Sie, kurz, dynamisch und stoßartig ebenfalls durch die linke Nasenöffnung auszuatmen.
- Nach etwa einer Minute wiederholen Sie die Übung auf der anderen Seite.
- Anschließend machen Sie eine kleine Pause und beobachten Ihre Atmung durch beide Nasenöffnungen. Sie können die Abfolge noch zweimal wiederholen.

INFO

»SCHÄDELLEUCHTEN«

Wird Kapalabhati über einen längeren Zeitraum praktiziert, kann das Vergesslichkeit lindern. Eine logische und gut nachvollziehbare Wirkung: Diese Atmung versorgt das Blut und somit das Gehirn mit viel frischem Sauerstoff. Sie aktiviert den Beckenboden; dies lässt das Blut frei zirkulieren, wirkt entspannend und klärt den Kopf. Kapalabhathi heißt übersetzt »Schädelleuchten«.

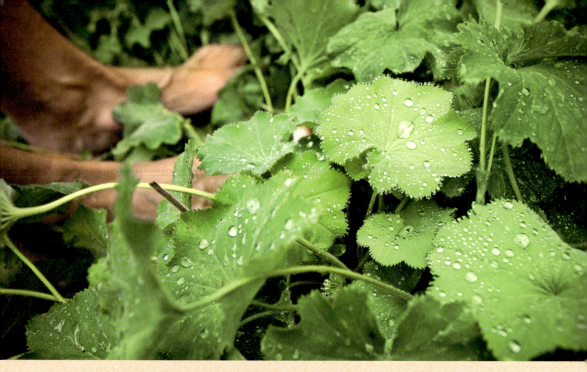

FASTEN-HILFEN: ENTGIFTEN UND WOHLFÜHLEN

Die Natur hat unseren Körper schlau und effektiv konstruiert. So verfügt er auch über umfassende Puffer- und Ausscheidungssysteme, um alles, was er nicht zum Überleben braucht, wieder loszuwerden. Er ist in der Lage, sich von Stoffwechselabfällen und aufgenommenen Schadstoffen zu befreien und seinen Säure-Basen-Haushalt in Balance zu halten. Dafür arbeiten ununterbrochen verschiedene Organe Hand in Hand.

Die Pufferorgane

Das wichtigste der Organsysteme ist unser Verdauungsapparat. Alles, was wir zu uns nehmen, vom Frühstücksbrötchen bis zum Glas Wein am Abend, wird hier durchgeschleust. Vom Mund bis zum After sorgt ein fein abgestimmter Prozess dafür, dass die Nährstoffe aus Speisen und Getränken dem Stoffwechsel zur Verfügung gestellt werden.

Was nicht verwertet werden kann, wird – ebenso wie andere Rückstände – wieder nach draußen befördert.

Tausendsassa Leber

Neben dem Darm ▸ **siehe ab Seite 31** mit seinen Abschnitten, die jeweils eigene Aufgaben erfüllen, spielt die Leber eine zentrale Rolle im Stoffwechsel. Wie das Herz ist sie in beide Blutkreisläufe eingebunden. Sie schleust täglich fast 2 000 Liter Blut durch ihre Lappen, verwertet Fette, Kohlenhydrate und Eiweiße, bildet rote Blutkörperchen und Gallensaft, der in der Gallenblase gespeichert wird und abgerufen werden kann, wenn Fett verdaut werden muss. Sie sorgt dafür, dass Gift- und Schadstoffe, die in den Körper gelangen, ausgeschieden werden, und reguliert den Wärmehaushalt. So ist es kein Wunder, dass wir leichter frieren, wenn die Leber beim Fasten sehr beschäftigt ist.

Die Nieren: leistungsstarke Filter

Auch in unserem zweiten körpereigenen Puffersystem spielt die Leber eine Hauptrolle. Sie baut die Eiweiße aus unserer Nahrung zu Harnstoff und die in Lebensmitteln enthaltenen Purine, das sind organische Verbindungen in den Kernen aller Zellen (auch unseres Essens), zu Harnsäure ab, damit die Nieren alles ausscheiden können. Dieses paarige Entgiftungs- und Reinigungsorgan ist ebenfalls ein Multitasker: Die Nieren regulieren unseren Wasserhaushalt und filtern

Schadstoffe, die die Leber umgewandelt hat, aus dem Blut, damit wir sie über den Harn aus dem Körper befördern können.

Fein gesteuertes Zusammenspiel

Die Nieren gehören wie Leber, Lunge und die Haut zu unseren wichtigsten Anti-Säure-Organen. Alle zusammen neutralisieren überschüssige Säuren, die wir mit unserer Nahrung zu uns nehmen und die im Stoffwechsel entstehen, und scheiden sie aus – über Urin, Kot, Atemluft und Schweiß. Auch das Bindegewebe gehört zu diesem Puffersystem. Es kann kurzfristig überschüssige Säure im Raum zwischen seinen Zellen speichern, wenn sie nicht schnell genug anderweitig entsorgt werden kann.

INFO

SENSIBLE BALANCE

Unser Körper kann nur optimal funktionieren, wenn unser Blut ganz leicht basisch ist, also einen pH-Wert im engen Bereich von 7,35 bis 7,45 hat. Bereits wenn sich der Säuregehalt des Blutes minimal erhöht, wird das Puffersystem aktiv. So gleicht es Schwankungen schnell aus. Ist die Säurebelastung jedoch über längere Zeit hoch, sind selbst diese effektiven Puffer überfordert.

Überlastetes Puffersystem

Stress, schlechte Ernährung und Schlafmangel führen häufig dazu, dass das ausgeklügelte Puffersystem des Körpers mit dem Säureansturm nicht mehr fertig wird und das sensible Säure-Basen-Gleichgewicht nachhaltig gestört ist. Fremd- und Schadstoffe aus der Umwelt, ungesunde Zusätze in Nahrungsmitteln, Medikamente und Haushaltschemikalien bürden dem Puffersystem mehr Arbeit auf, als es schaffen kann. So sammelt sich mit der Zeit im Bindegewebe einiges an schädlichem »Müll« an. Ist das Puffersystem überlastet, muss der Körper verstärkt auf eigene Mineralstoffdepots, zum Beispiel in den Knochen, zurückgreifen, und das Bindegewebe wird vom Säurezwischenlager zum Säureendlager. Sein Stoffwechsel ist nachhaltig gestört – etwas, das bei unserer modernen Lebensweise oft der Fall ist.

Natürliche Entlastung

Damit der Körper sich beim Fasten-Yoga von Belastendem befreien kann, ist es sinnvoll, die Organe, die an diesen Prozessen beteiligt sind, zusätzlich zu unterstützen. Viel tun Sie bereits mit den regelmäßigen Yoga- und Atemübungen. Darüber hinaus gibt es Maßnahmen aus der Naturheilkunde, mit denen Sie gezielt einzelne Organe ansprechen können. Je mehr Hilfestellung Sie Ihrem Körper geben, desto effektiver kann er arbeiten und desto wohler fühlen Sie sich.

Leberwickel

Er sollte auf jeden Fall zum täglichen Standardprogramm einer Fasten-Yoga-Kur gehören. Denn die Leber leistet jetzt – wie Sie gelesen haben – Schwerstarbeit und sollte dringend eine Extrapflege bekommen.
Breiten Sie dafür im Bett oder auf einer Liege zuerst eine Wolldecke und darüber ein Hand- oder ein Leinentuch aus.
Feuchten Sie ein zweites Leinentuch mit warmem Wasser an und falten Sie es ein- oder zweimal zusammen. Stattdessen können Sie auch eine Wärmflasche flach mit warmem Wasser füllen. Und ein warmer Heublumensack (aus Apotheke oder Reformhaus) fördert ebenfalls die Durchblutung und tut der Leber gut.
Nun legen Sie sich mitten auf die ausgebreitete Decke und packen das gefaltete feuchte Tuch auf die rechte Seite Ihres Oberbauchs. Anschließend wickeln Sie sich gut in die Decke ein, ohne dass Falten im Stoff entstehen. Vielleicht kann Ihnen jemand dabei helfen, dann geht es leichter.
Bleiben Sie 30 Minuten so liegen, anschließend ruhen Sie sich am besten noch eine weitere Stunde aus. Die Leber wird im Liegen stärker durchblutet, als wenn Sie stehen oder sitzen; der feuchtwarme Wickel fördert die Durchblutung zusätzlich.
Die Leber hat die besondere Fähigkeit, sich teilweise selbst zu erneuern. Eine vermehrte Durchblutung unterstützt die Bildung neuer Leberzellen und damit diesen Regenerati-

TIPP

ÖLZIEHEN

Diese Prozedur aus dem indischen Ayurveda, »Gandusha« genannt, löst Schadstoffe von Zunge, Zahnfleisch und Schleimhäuten. Verwenden Sie hochwertiges kalt gepresstes Sesam- oder Olivenöl aus Bioanbau. Bewegen Sie einen Esslöffel Öl fünf Minuten (wenn Sie es schaffen, auch länger) im Mund hin und her und »kauen« Sie darauf herum, sodass sich ordentlich Speichel bildet. Dann spucken Sie das Öl in ein Papiertuch, das Sie über den Müll entsorgen, und spülen Ihren Mund gut aus.

onsprozess. Außerdem hilft sie natürlich bei der Entgiftungsarbeit. Die Naturheilkunde benutzt darüber hinaus Artischockensaft und Mariendistelextrakt. Die enthaltenen Wirkstoffe Cynarin und Silymarin unterstützen den Stoffwechsel der Leber. Auch Eisen, etwa aus Rote-Bete-Saft, fördert die Regeneration der Leberzellen.

Die tibetische Medizin kennt Kräutermischungen wie etwa die Rezeptur »Bras bu 3 thang«, die die Reinigung und Entgiftung des Körpers, die Ausleitung von Fremd- und Schadstoffen und die Regeneration der Leber fördern. Für die jahrtausendealte Lehre

hat die Leber als Organ größte Bedeutung, da sie für die Vitalität des Menschen verantwortlich ist. Ihre Vielstoffgemische helfen dem Körper, ins Gleichgewicht zu finden.

Zungenpflege

Erschrecken Sie nicht: Ihre Zunge sieht während des Fastens häufig nicht gerade attraktiv aus. Ihr Körper scheidet über den Atem gasförmige Abbauprodukte aus und die Schleimhäute in Mund und Nase reinigen sich beim Fasten ebenfalls. Die Zunge ist deshalb in der Regel stark belegt; manchmal ist dieser Belag nicht nur weiß, gelblich oder grünlich, sondern sogar richtig dunkel. Sie haben oft einen unangenehmen Geschmack im Mund und vermutlich ist Ihr Atem nicht sehr frisch. Um dem entgegenzuwirken und die Zunge von dem Abfall zu befreien, können Sie einen Zungenschaber (aus der Apotheke oder dem Reformhaus) verwenden, mit dem Sie sie vorsichtig von hinten bis zur vorderen Spitze reinigen. Tagsüber hilft es, Zitronenschnitze auszusaugen, frische Petersilie oder Minze zu kauen, um schlechten Geschmack und Mundgeruch zu lindern. Haben Sie das Gefühl, dass er zu stark ist und wenn Sie eventuell auch aufstoßen müssen, versuchen Sie es mit Heilerde. Sie bindet überschüssige Säure und Giftstoffe im Magen. Erhältlich ist Heilerde zur innerlichen Anwendung als Pulver, Granulat und Kapseln (Apotheke, Reformhaus, Drogerie). Nehmen Sie sie gemäß Packungsangabe ein.

Trockenbürsten

Unsere Haut ist nicht nur der Spiegel unserer Seele, sie ist mit ihrer Fläche von rund zwei Quadratmetern auch ein wichtiges Ausscheidungsorgan. Über den Schweiß entledigt sich der Körper von Salzen, Harnstoff und -säure und anderen, auch giftigen Substanzen. Während des Fastens sollten Sie diesen Prozess ankurbeln. Morgendliches Trockenbürsten ist dafür ideal (abends kann es wach machen und den Schlaf stören). Es entfernt abgestorbene Hautzellen, fördert die Durchblutung der Haut und des ganzen Körpers. Das verstärkt die Ausscheidungsprozesse, bringt den Kreislauf auf Trab und versorgt die Haut mit frischen Nährstoffen. Benutzen Sie eine kräftige, aber nicht zu harte Bürste. Kenner schwören auf die sogenannte Klosterbürste, bei der Teile der feinen Borsten mit einer Kupfer-Zinn-Legierung überzogen sind. Diese Bürste soll die Mikrozirkulation der Haut besonders gut anregen und sorgt für angenehmes, belebendes Kribbeln. Eine »normale« Bürste tut es aber auch. Oder Sie benutzen einen Sisalhandschuh oder Luffaschwamm, wenn Sie damit besser zurechtkommen. Im Ayurveda wird die »Garshan-Massage« mit einem rauen Seidenhandschuh gemacht.

Der Druck beim Bürsten sollte nur so stark sein, dass er noch angenehm für Sie ist. Beginnen Sie unten am rechten Fuß, also an der Stelle, die am weitesten vom Herz entfernt ist. Mit kreisenden Bewegungen arbeiten Sie sich langsam an der Außenseite des Beins bis zum Gesäß nach oben und an der Innenseite wieder nach unten. Dann folgen der linke Fuß und das linke Bein. Anschließend bürsten Sie den rechten Arm von der Hand an der Außenseite nach oben zur Schulter und innen wieder nach unten. Es folgt der linke Arm. Danach bürsten Sie, wenn möglich, kreisend Ihren Nacken und Rücken sowie anschließend Ihren Bauch und zum Schluss die Brust, beides im Uhrzeigersinn. Zum Abschluss massieren Sie ein pflegendes, angenehm duftendes pflanzliches Körperöl in die Haut ein.

Gute Hautpflege

Wer fastet, stellt vielleicht fest, dass die Haut trockener, sensibler, empfindlicher wird. Unreinheiten, Pusteln und gerötete Stellen können auftreten. Wahrscheinlich haben Sie jetzt das Bedürfnis, häufiger zu duschen oder zu baden, weil Sie das Gefühl haben, Sie haben einen unangenehmen Körpergeruch. Dann sollten Sie in jedem Fall auf sanfte und hochwertige Pflegeprodukte achten. Alles, was die Haut reizt, wie starke Deos, sollten Sie vermeiden. Zusammenziehende Lotionen oder schwere Cremes sind ebenfalls ungünstig. Alle Ihre Poren sollen sich öffnen, um den Ausscheidungsprozess zu erleichtern. Gehen Sie deshalb mit konventioneller Kosmetik sparsam um. Am besten benutzen Sie leichte pflanzliche Naturkosmetik in Bioqualität.

Basenbad

Die Ausscheidung und Entgiftung über die Haut verstärken Sie auch durch ein Bad mit einem basisch wirkenden Zusatz. Solche Basenbäder oder basischen Badesalze können Sie fertig kaufen (Apotheke oder Reformhaus). Sie senken den pH-Wert des Wassers und ziehen so nach dem Prinzip der Osmose Säure aus der Haut. Das unterstützt die Entsäuerung und fördert die Durchblutung. Achten Sie auf die Dosierungsangaben auf der Packung, damit Sie tatsächlich ein basisches Badewasser erhalten. Der pH-Wert des Wassers sollte zwischen 7,5 und 8,5 liegen, um die gewünschten Effekte zu erzielen. Kontrollieren Sie das eventuell mit einem pH-Teststreifen (ebenfalls in der Apotheke sowie im Versandhandel erhältlich). Verwenden Sie nicht zugleich andere Badezusätze, Seife oder Shampoo; sie würden den pH-Wert verändern. Wichtig ist auch, dass Sie 60 Minuten in der Wanne bleiben, weil der Ausscheidungsprozess über die Haut erst nach 30 bis 45 Minuten richtig läuft. Das Wasser sollte nicht zu heiß sein, 36/37 Grad sind angenehm. Wird Ihnen zu kalt, müssen Sie warmes Wasser nachlaufen lassen und entsprechend Badezusatz nachgeben. Zum Schluss duschen Sie nicht, sondern trocknen sich nur vorsichtig ab. Die Haut auch nicht eincremen oder -ölen, um den basischen Effekt noch etwas zu erhalten. Wundern Sie sich nicht, was sich eventuell am Boden Ihrer Badewanne angesammelt

hat. Anschließend legen Sie sich am besten sofort ins Bett und genießen die Ruhe. Wenn Sie keine Badewanne haben oder Ihnen ein Vollbad zu anstrengend ist, können Sie auf die gleiche Weise auch ein basisches Fußbad machen.

Sauna und Dampfbad

Über das Schwitzen können wir uns vieler Stoffwechselreste und Giftstoffe entledigen. Die Heiß-Kalt-Reize trainieren Kreislauf und Immunsystem. Saunagänge sollten Sie während des Fastens aber nur machen, wenn Sie bereits darin geübt sind. Für Neulinge können sie jetzt zu anstrengend sein. Bleiben Sie nur so lange in der Sauna, wie Sie sich wohlfühlen. Eventuell vertragen Sie jetzt eine Biosauna zwischen 45 und 60 Grad oder ein Dampfbad mit etwa 50 Grad besser als die klassische finnische Variante. Hören Sie auf Ihren Körper und ruhen Sie sich anschließend unbedingt gut und lange aus.

Tautreten

Unsere Fußsohlen spiegeln unseren ganzen Körper. Rund 7 000 Nerven enden hier. Über die Reflexzonen und die Energiebahnen, die Meridiane, erreichen wir alle Organe. Das ist Grund genug, öfter mal barfuß zu laufen, um so auf natürliche Weise heilende Kräfte zu stimulieren. Außerdem haben die Fußsohlen – ebenso wie die Handinnenflächen – besonders viele Schweißdrüsen und scheiden somit auch viele Giftstoffe aus. Vor allem, wenn die Nieren wie beim Fasten stark gefordert sind, übernehmen die Füße einen Teil ihrer Arbeit; die Traditionelle Chinesische Medizin nennt sie deshalb auch »dritte Niere«.

Bei schwitzenden Füßen können basische Fußbäder ▸ siehe Seite 99 ausgleichend wirken, ebenso hilft Tautreten: Gehen Sie morgens nach dem Aufstehen raus und laufen Sie mit nackten Füßen durch nasses Gras. Tau ist fast wie Medizin und dieser »Frühsport« tut dem ganzen Körper gut, Kreislauf und Stoffwechsel werden angekurbelt. Im Winter können Sie auch barfuß durch den Schnee laufen oder über den mit Raureif bedeckten Rasen.

Wichtig ist, dass Ihre Füße anfangs warm sind und Sie immer nur so lange unterwegs sind, wie es angenehm für Sie ist. Bei unangenehmem Kribbeln, Taubheitsgefühl und Schmerzen heißt es sofort, rein ins Warme und trockene Strümpfe anziehen. Am besten bewegen Sie sich dann anschließend noch drinnen etwas, damit die Füße wieder richtig warm werden.

Bewegung

Körperliche Aktivität regt Stoffwechsel und Fettverbrennung, Kreislauf und Durchblutung an, vertieft die Atmung und damit das Ausatmen von Kohlendioxid, trainiert die Muskeln, befreit den Kopf und hebt die Stimmung. Bewegung ist ein wunderbares

INFO

DEN WALD ATMEN

Wenn Sie durch einen Wald laufen, profitieren Sie vom sogenannten Biophilia-Effekt, den der Biologe Dr. Clemens G. Arvay beschrieben hat. Mehrere Studien belegen inzwischen, dass Bäume und Pflanzen in diesem komplexen Ökosystem über chemische Substanzen miteinander kommunizieren. Atmen wir diese Terpene beim Wandern ein, steigert das unsere Abwehrkräfte messbar. Dagegen sinkt der Pegel der Stresshormone wie Adrenalin in unserem Körper, weil vor allem in Bereichen mit lichten Baumbeständen der Parasympathikus, unser Nerv der Ruhe, angeregt wird. Besonders Frauen tut, wie die Forscher nachgewiesen haben, Wandern im Wald gut.

Allheilmittel. Tun Sie zusätzlich zu den Yoga- und Atemübungen alles, wozu Sie Lust haben und was Ihnen bekommt: Radfahren, (Nordic) Walking, Schwimmen … Optimal während des Fastens ist Wandern; die Bewegung an frischer Luft in der Natur hat einen meditativen Effekt und schenkt so auch dem Geist Erholung und der Seele die Möglichkeit, gelassen zu baumeln. Besonders wenn Sie schweigend wandern.

Vielleicht möchten Sie auch tanzen, Tischtennis spielen oder Qi Gong machen. Fühlen Sie sich frei, alles auszuprobieren, was Ihnen Spaß macht und Sie nicht überanstrengt. Achten Sie gut auf Ihren Körper und seine Kräfte. Oft sind Sie nach anfänglicher Schwäche erstaunlich fit und leistungsfähig. Verlassen Sie aber nicht aus falschem Ehrgeiz Ihren persönlichen Wohlfühlbereich.

Kneippsche Güsse

Wasseranwendungen waren vor mehr als 100 Jahren der Kern der von Pfarrer Sebastian Kneipp entwickelten Naturheilverfahren. Die Hydrotherapie setzt gezielt Reize mit dem Ziel, den Körper »abzuhärten« – gegen Krankheitserreger ebenso wie gegen Stress. Vor allem kalte Güsse und kalt-warme Wechselgüsse regen Durchblutung und Stoffwechsel an, wirken ausgleichend und hellen die Stimmung auf. Für den Anfang eignet sich am besten ein kalter Kniguss mit einer Wassertemperatur von etwa 15 Grad. Der Wasserstrahl sollte dabei möglichst weich fließen. Wichtig: Füße und Beine sollten anfangs immer warm sein. Beginnen Sie an den Zehen des rechten Fußes und gehen Sie mit dem Wasserstrahl langsam an der Wade hoch bis über die Kniekehle. Dort lassen Sie das Wasser kurz laufen und lenken es dann an der Innenseite bis zur Ferse zurück. Wiederholen Sie das am linken Bein. Nun gehen Sie am rechten Bein vom Fuß aus an der Vorderseite hoch

bis kurz über das Knie, dann innen am Schienbein wieder nach unten. Auch das wiederholen Sie am linken Bein. Zum Schluss bekommen die Fußsohlen ihren Guss. Anschließend das Wasser mit den Händen abstreifen, die Beine nicht abtrocknen, Strümpfe anziehen und herumgehen, bis die Beine wieder ganz warm sind. Mit der Zeit können Sie den Guss bis zum Schenkel hinauf ausdehnen. Wer regelmäßig kneippt, wagt vielleicht sogar einmal einen Guss über den ganzen Körper. Sie können auch Wechselgüsse mit kaltem und warmem Wasser machen, wenn Ihnen das angenehmer ist. Dabei beginnen Sie mit einem 36 bis 38 Grad warmen Guss für ein bis zwei Minuten und enden mit einem kalten Guss (etwa 20 Sekunden).

Schüßler-Salze

Die Biochemie nach dem Oldenburger Arzt Dr. Wilhelm Schüßler (1821–1898) empfiehlt sich, um den Mineralstoffhaushalt in den Zellen zu regulieren. Nr. 6 Kalium sulfuricum D6 hilft dem Körper, sich von überflüssigen Stoffen zu befreien; Nr. 10 Natrium sulfuricum D6 wirkt auf Leber, Galle und Nieren; Nr. 12 Calcium sulfuricum D6 ist wichtig für die Durchlässigkeit des Bindegewebes. Nehmen Sie je zwei Tabletten von Schüßler-Salz Nr. 12 morgens, Nr. 10 mittags und Nr. 6 abends. Außerdem hilft Nr. 9 Natrium phosporicum D6, das Säure-Basen-Gleichgewicht aufrechtzuerhalten.

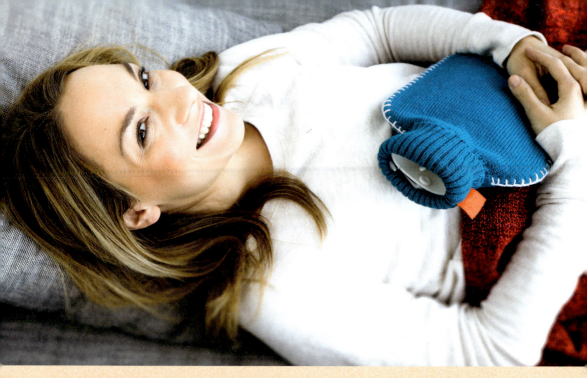

FASTENBESCHWERDEN: LINDERN UND ÜBERWINDEN

Vermutlich wird Ihnen der Nahrungsverzicht keine größeren Probleme bereiten. Trotzdem kann es vorkommen, dass Sie in den ersten Tagen einige Hürden nehmen müssen. In der Regel sind die Störungen der Befindlichkeit und die Beschwerden, die während des Fasten-Yoga auftreten können, harmlos und verschwinden schnell wieder. Manchmal sind sie auch ein Zeichen dafür, dass Sie sich vielleicht doch noch etwas zu viel zugemutet haben und dringend für mehr Ruhe und Entspannung oder – im Gegenteil – für mehr Bewegung sorgen müssen. In jedem Fall lassen sie sich meistens gut mit naturheilkundlichen Maßnahmen selbst behandeln. Bei den Fastengetränken ▸ siehe ab Seite 66 finden Sie dafür Kräutertees mit unterschiedlichen Wirkungen. Hier kommen weitere Tipps, was Ihnen in welcher Situation helfen kann.

Hungergefühl

In den ersten ein, zwei Fastentagen knurrt vielen der Magen. Normalerweise legt sich das schnell, wenn der Verdauungstrakt leer ist. Wenn Sie trotzdem weiter Hunger haben, sollten Sie Ihren Darm regelmäßig besonders gründlich entleeren ▸ siehe ab Seite 59. Auch die Teemischung »Grüner Hafertee« aus grünem Hafer, Brennnesselkraut und Bergfrauenmantel (Reformhaus) nimmt Hunger, entwässert zusätzlich und senkt den Harnsäurespiegel. Kochen Sie einen Esslöffel Kraut in 150 Milliliter Wasser etwa 20 Minuten lang.

Spüren Sie gut in sich hinein: Oft ist es kein echter Hunger, der Fastenden zu schaffen macht, sondern eher die Lust zum Beispiel auf Süßes oder ein Verlangen, etwa weil nachmittags immer Kaffee und Kuchen auf den Tisch kommen. Wer sich das eingesteht, wird das vermeintliche »Loch im Bauch« nicht mehr als so unangenehm empfinden. Seien Sie stolz auf sich und genießen Sie es, dass Sie es schaffen, sich von solchen Gelüsten und Gewohnheiten frei zu machen. Vielleicht entdecken Sie durch Ihr Hungergefühl aber auch, dass Essen in Ihrem Leben eine Funktion hat wie etwa Stress abzubauen oder Frust hinunterzuschlucken und dass es eigentlich Ihre Seele ist, die hungert und beachtet werden möchte. Dann haben Sie jetzt Gelegenheit, sich damit auseinanderzusetzen ▸ siehe auch ab Seite 110.

Kreislaufbeschwerden

Leichter Schwindel, ein Gefühl der Schwäche, Schwarzwerden vor den Augen sind Zeichen dafür, dass durch den Nahrungsverzicht der Blutdruck abfällt. Wer ohnehin schon mit Werten unter 100/60 mmHg in einem niedrigen Bereich lebt, hat damit meist Probleme. Doch auch wenn Sie einen normalen Blutdruck haben, kann Ihr Kreislauf beim Fasten etwas in die Knie gehen. Versuchen Sie, ihn durch die Yoga- und Atemübungen, viel Bewegung – möglichst

TIPP

ERSTVERSCHLIMMERUNG

In seltenen Fällen zeigen sich durch Beschwerden beim Fasten auch körperliche Probleme und Krankheiten, die bisher nicht entdeckt wurden, oder seelische Altlasten, die nun an die Oberfläche kommen. Seien Sie achtsam mit sich. Es ist wie bei der Einnahme homöopathischer Mittel, bei der es anfangs zu einer Verschlechterung der Symptome kommen kann. Meist verschwinden die Beschwerden nach ein paar Stunden, manchmal dauert es ein, zwei Tage. Sollten sie sich nicht bessern, ist fachliche Hilfe nötig.

an der frischen Luft – und Tautreten ▸ **siehe ab Seite 99** in Schwung zu bringen.

Geben Sie eine Prise Salz in Ihre Fastensuppe und trinken Sie vor allem viel. Achten Sie auf Ihren Urin: Ist er stark und dunkel gefärbt, so ist das auch während des Fastens ein Zeichen dafür, dass Sie zu wenig Flüssigkeit zu sich nehmen.

Anregend wirken außerdem Trockenbürsten, kalte Kniegüsse und Wechselduschen ▸ **siehe Seite 98, 101** sowie Wassertreten.

Wassertreten

Füllen Sie so viel kaltes Wasser in die Badewanne, dass es bis eine Handbreit unter Ihre Kniekehlen reicht. Dann schreiten Sie im Storchengang darin herum, ziehen also immer ein Bein so hoch, dass es ganz aus dem Wasser kommt. Machen Sie das nur so lange, wie es angenehm für Sie ist. Danach streifen Sie das Wasser mit den Händen ab und ziehen warme Socken an.

Es gibt auch in vielen Stadtparks sowie in Thermalbädern Wassertretbecken mit Handlauf. Vielleicht möchten Sie ja die Gelegenheit nutzen und die erfrischende Kälteanregung gleich mit einem erwärmenden, anregenden Spaziergang verbinden.

Kaltes Armbad

Schnelle Hilfe bringt ein kaltes Armbad: Füllen Sie ein Waschbecken mit kaltem Wasser. Nun tauchen Sie beide Unterarme bis über die Ellbogen kurze Zeit hinein.

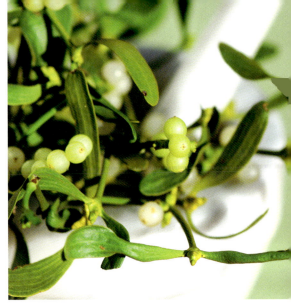

Tee aus dem Kraut der Mistel ist, richtig zubereitet, ein bewährtes Mittel bei Schwindelgefühlen.

Anschließend streifen Sie das Wasser nur mit den Händen ab und bewegen die Arme, um sie wieder gut aufzuwärmen.

Rosmarin, Mistel und Honig

Anregend können auch Rosmarintee (1 Teelöffel auf 150 Milliliter Wasser) oder ein Bad mit natürlichem Rosmarinzusatz wirken. Speziell bei Schwindelgefühlen hat sich Misteltee bewährt. Da die Heilpflanze schwach giftige Substanzen enthält, darf der Tee nur kalt angesetzt werden! Geben Sie zwei Teelöffel Mistelkraut auf ¼ Liter Wasser, lassen Sie alles zwei Stunden ziehen. Dann seihen Sie den Tee ab, erwärmen ihn leicht und trinken ihn. Sollte eine Unterzuckerung für Ihre Kreislaufprobleme verantwortlich sein, nehmen Sie einen Teelöffel Honig dazu.

Übelkeit und Erbrechen

Alles will raus aus dem Körper. Kein Wunder, dass es auch zu Übelkeit und Brechreiz führen kann, wenn sich über längere Zeit viele Giftstoffe im Organismus angesammelt haben, die sich nun durch das Fasten lösen. Vielleicht tut es Ihnen gut, sich tatsächlich zu übergeben und das, was Beschwerden bereitet, hinauszubefördern.
Trinken Sie möglichst warme statt kalter Getränke. Linderung bringt auch ein feuchtwarmer Wickel oder ein warmer Heublumensack auf dem Bauch ▸ siehe Seite 96.

Kamille oder Globuli

Ihren Magen können Sie mit Kamillentee besänftigen. Dazu einen Teelöffel Kamillenblüten auf 150 Milliliter Wasser geben und zehn Minuten ziehen lassen. Anschließend reichern Sie diesen Aufguss mit fünf bis zehn Tropfen Kamillenextrakt (Apotheke) pro Tasse an; so verbessern Sie die Wirkung. Die Homöopathie empfiehlt bei akuter Übelkeit Nux vomica (Brechnuss) D12, stündlich fünf Globuli (Zuckerkügelchen).

Frieren

Vor allem Frauen frieren und frösteln beim Fasten nicht nur am Anfang, sondern häufig die ganze Zeit. Warme Kleidung, Wollsocken, ein Umschlagtuch hüllen Sie dann angenehm ein. Um von innen einzuheizen, können Sie alles versuchen, was den Kreislauf auf Trab bringt und die Durchblutung anregt ▸ siehe Seite 103.

Buchweizenkraut-Tee

Dieser Tee hilft besonders bei kalten Händen und Füßen, denn er kurbelt den Blutfluss bis in die feinsten Gefäße, die Kapillaren, hinein an. Geben Sie einen Teelöffel von dem Kraut auf 150 Milliliter heißes Wasser; lassen Sie den Aufguss zehn Minuten ziehen und seihen Sie ihn dann ab.

Wärme von unten: Fußbäder

Für ein wohlig durchwärmendes ansteigendes Fußbad geben Sie 35 Grad warmes Wasser in eine Wanne und stellen Ihre Füße hinein. Langsam gießen Sie vorsichtig heißes Wasser aus einer Thermoskanne zu, sodass sich die Temperatur innerhalb von zehn Minuten auf maximal 40 Grad erhöht (Badethermometer!). Sollte es Ihnen zu heiß werden, beenden Sie das Bad früher.
Alternativ können Sie in warmes Wasser ein bis zwei Esslöffel Senfmehl (Apotheke) einrühren. Die darin enthaltenen schwefelhaltigen Scharfstoffe, Glykoside, heizen ordentlich ein. Baden Sie höchstens zehn Minuten, da Senfmehl die Haut reizen kann. Danach Füße warm abspülen. Wer empfindlich ist, sollte vorsichtig sein und eventuell darauf verzichten. Bei Krampfadern und Venenproblemen sollten Sie ebenfalls kein warmes Fußbad machen.

Schlafstörungen

Abendliche warme Fußbäder, zum Beispiel mit Lavendelöl, oder ein Vollbad mit Zusätzen wie Melisse und Baldrian helfen Ihnen, wenn Sie nicht zur Ruhe kommen. Denn kalte Füße halten wach. Wollsocken und eventuell eine Wärmflasche sind immer gut. Sollte nichts helfen, ärgern Sie sich nicht. Akzeptieren Sie, dass Sie während der Fasten-Yoga-Kur nach einer anfänglichen müden Phase vielleicht weniger schlafen als sonst. Möglicherweise geht Ihnen viel Altes im Kopf herum ▶ siehe Seite 112 oder Sie sind gedanklich schon auf dem Sprung zu neuen Abenteuern. Seien Sie dankbar für Ihre Fastenauszeit und die Möglichkeit, jetzt nach Ihren Bedürfnissen zu leben. Freuen Sie sich, dass Sie am Morgen nicht früh zur Arbeit müssen, sondern sich einen weiteren Tag auf sich selbst konzentrieren können. Wann immer Sie tagsüber müde werden, legen Sie sich hin und schlafen ein Stündchen.

Kältereize wärmen auf

Die Kneipptherapie setzt gezielt Kaltreize ein, um die Durchblutung anzuregen und so reflektorisch für Wärme und Entspannung zu sorgen. Ein kalter Kniegus ▶ siehe Seite 101 kann ebenso für gute Nachtruhe sorgen wie »nasse Socken«. Dazu Baumwollstrümpfe in kaltes Wasser tauchen, auswringen und anziehen. Darüber kommen Wollsocken. Wichtig ist, dass Ihre Füße zuvor warm sind; notfalls machen Sie vorher ein warmes Fußbad. Decken Sie sich gut zu; die Strümpfe können Sie über Nacht anbehalten. Ebenfalls kalt ist eine Prießnitz-Auflage, benannt nach ihrem Erfinder, dem Naturheiler Vincenz Prießnitz (1799–1851), der ausschließlich mit kalten Kompressen und abhärtenden Maßnahmen sich selbst und seine Patienten kurierte. Legen Sie sich wie beim Leberwickel ▶ siehe Seite 96 Decke und Handtuch im Bett zurecht. Tauchen Sie ein Leinen- oder Handtuch so in kaltes Wasser, dass es zu einem Drittel nass ist. Falten Sie es so, dass Sie eine nasse und eine doppelte trockene Seite haben. Den feuchten Teil legen Sie mittig auf Ihren Oberbauch, darüber kommt das große Handtuch, und schließlich decken Sie sich gut zu. Das schenkt Ihnen wohlige, traumselige Wärme.

»Heiße Sieben« nach Dr. Schüßler

Als Gutenachtdrink lösen Sie zehn Tabletten oder ein Sachet Schüßler-Salz Nr. 7 Magnesium phosphoricum D6 in einem Glas heißem Wasser auf. Schluckweise trinken.

Kleiner Ayurveda-Öleinlauf (Basti)

Kerstin Rosenberg, eine international anerkannte Expertin der European Academy of Ayurveda, empfiehlt, 20 Milliliter Sesam- oder Rizinusöl zu erwärmen und mit einer Klistierspritze in den Anus zu spritzen. Das wärmt und entspannt von innen und wird erst morgens wieder ausgeschieden.

Kopf- und Gliederschmerzen

Wenn der Körper stark entwässert, kann das zu Schmerzen führen. Folglich ist viel zu trinken die erste und wichtigste Maßnahme, um Schmerzen vorzubeugen und zu lindern. Mit Kopfweh bemerkbar machen kann sich auch der Kaffee-Entzug. Wer sonst täglich einige Tassen des koffeinhaltigen Getränks zu sich nimmt, dem fehlt beim Fasten-Yoga die anregende und gefäßerweiternde Wirkung. Gönnen Sie sich dann ausnahmsweise einen kleinen Espresso oder eine Tasse Filterkaffee, am besten mit einem Schuss Zitronensaft, das hilft meist sehr schnell. Vielleicht schaffen Sie es am nächsten Tag schon, ganz ohne auszukommen.

Gehen Sie viel an die frische Luft. Hilfreich sind auch Pfefferminzöl, das Sie auf Stirn und Schläfen auftragen, ein kalter Waschlappen auf der Stirn, ein kaltes Armbad oder eine warme Kompresse im Nacken: Ein kleines Handtuch in warmem Wasser tränken und falten oder einen Heublumensack / ein Dinkelspelzkissen anwärmen.

Auch eine »Heiße Sieben« ▸ siehe Seite 106 lindert oft, vor allem, wenn schmerzhafte Verspannungen bis in den Kopf hinein zu spüren sind. Bei Glieder- und Rückenschmerzen lohnt sich ebenfalls ein Versuch mit der »Heißen Sieben«. Ein warmes Bad mit Lavendel- oder Rosmarinöl sowie Kneippsche Güsse ▸ siehe Seite 101 entspannen und regen die Durchblutung an.

»Kartoffel-Fango«

Eine warme Kartoffelpackung wirkt lindernd, wenn Ihnen ein bestimmter Bereich im Rücken wie die Lendenwirbelsäule oder der Nacken starke Beschwerden bereitet. 500 Gramm gekochte und zerstampfte warme Kartoffeln erst in Küchenpapier, dann in ein Geschirrtuch wickeln und etwa 15 Minuten auf die schmerzende Stelle legen.

Kalte Auflagen

Bei Gliederproblemen hilft oft eher Kühlen: Sie streichen kalten Quark fingerdick auf ein Leinentuch und legen es mit der Quarkseite etwa 30 Minuten oder bis der Quark trocknet auf die schmerzende Stelle. Auch eine Auflage mit Retterspitz® Äußerlich (Apotheke) hilft, Anwendung siehe Packungsbeilage.

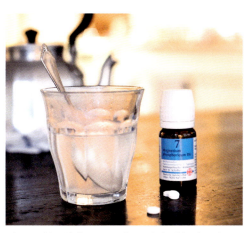

Die »Heiße Sieben« nach Dr. Schüßler ist ebenso vielseitig wie wohltuend.

> **»Nicht viele Anwendungen heilen, sondern die rechten Anwendungen und in der rechten Weise gemacht.«**
>
> SEBASTIAN KNEIPP

Konzentrationsschwäche

Ein Mangel an Konzentration geht meist mit Kreislaufproblemen und Schwindel einher. Dahinter kann eine Unterzuckerung stecken oder ein Flüssigkeitsmangel. Trinken Sie daher viel und regelmäßig! Auch ein Teelöffel Honig im Tee kann Wunder wirken.

Rosmarin regt das Gehirn an

Die Pflanzenstoffe der aromatisch duftenden immergrünen Blätter des Rosmarins können die Konzentrationsfähigkeit des Gehirns und das Gedächtnis ankurbeln.
Baden Sie mit einem natürlichen Rosmarinzusatz. Sie können auch ätherisches Rosmarinöl (100 % naturrein laut Aufschrift auf dem Fläschchen) mit ätherischem Bio-Zitronenöl mischen und diesen Aromenmix in ein kleines »Riechfläschchen« füllen oder ein paar Tropfen auf ein Taschentuch träufeln und ab und zu daran schnuppern.

Sehstörungen

Während des Fastens können die Augäpfel gelblich aussehen statt wie sonst weiß. Auch das ist ein Zeichen für den Entgiftungsprozess der Leber. Allerdings kann es sein, dass Ihre Sehstärke ein wenig nachlässt oder Sie das Gefühl haben, verschwommen zu sehen. Keine Angst, das verschwindet wieder.

Kleine Augenübung

Mit der folgenden Übung können Sie in der Zwischenzeit Ihre Augen etwas trainieren: Setzen Sie sich aufrecht hin und strecken Sie Ihren rechten Arm gerade nach vorn aus. Die Hand weist nach vorn, Ihr Daumen zeigt nach oben. Fixieren Sie nun Ihren Daumennagel so mit den Augen, dass Sie sie scharf darauf einstellen. Dann bewegen Sie den Daumen langsam auf die Augen zu, bis er die Nasenspitze berührt und Sie dabei die Muskelanspannung im Auge spüren. Danach wechseln Sie den Arm, strecken Ihren linken nach vorn und wiederholen die Übung damit. Anschließend reiben Sie Ihre Hände aneinander, bis sie warm sind. Schließen Sie die Augen und legen Sie die Handinnenflächen sanft darüber. Öffnen Sie die Augen und schauen Sie eine Weile ins warme, entspannende Dunkel.
Auch mit Augen und Nase eine große liegende Acht zu beschreiben, gelegentlich flatternd zu blinzeln und öfter von nah auf fern umzuschalten, hilft den Augen.

WOHLFÜHLÜBUNG: MERIDIANDEHNUNG

Wann immer es Ihnen während des Fastens nicht gut geht, Sie vielleicht sogar
das Gefühl haben, es nicht zu schaffen, probieren Sie diese kleine Abfolge.

Oft ist es Stagnation, die uns deprimiert und unzufrieden macht. Die Übung hilft, Belastendes loszulassen, auch in Gedanken und Gefühlen. Die Dehnhaltungen wirken aktivierend auf Blase und Nieren und kurbeln so die Ausscheidung an. Verweilen Sie in jeder Haltung fünf lange, tiefe Atemzüge.

- ❶ Sie stehen aufrecht, die Beine hüftbreit auseinander. Reiben Sie Ihre Hände aneinander, bis sie warm sind. Verschränken Sie die Finger, drehen die Handflächen nach außen und strecken die Arme hoch.
- ❷ Atmen Sie aus und verlängern Sie dabei Ihre Arme immer weiter nach oben.
- ❸ Haken Sie die Daumen hinterm Rücken ineinander. Beugen Sie den Oberkörper leicht nach hinten, Ihr Blick geht nach oben. Schieben Sie das Becken nach vorn, sodass ein Bogen von Füßen bis Kopf entsteht. Ziehen Sie dabei den Bauch ein und spannen Sie den Po an. Atmen Sie tief, sodass sich einatmend der Brustkorb weitet.
- ❹ Beugen Sie sich nach vorn, Ihre Nasenspitze weist zu den Knien, die Hände nehmen Sie schräg nach oben.
- ❺ Lösen Sie die Hände, lassen die Arme locker hängen. Entspannen Sie ausatmend den Bauch, die Bauchdecke sinkt dabei tief ein. Die Knie sind leicht gebeugt.
- ❻ Zum Abschluss stellen Sie sich wieder gerade hin, schließen, wenn Sie möchten, die Augen und spüren nach.

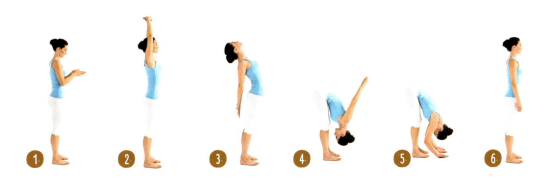

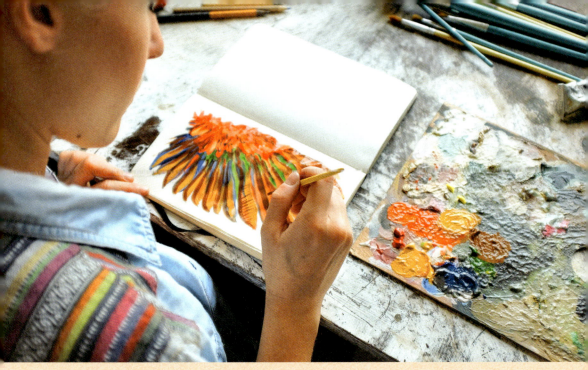

ZWIEGESPRÄCH MIT DER SEELE: SICH SELBST NEU ENTDECKEN

Nicht nur der Körper befreit sich während des Fastens von Altlasten, auch Geist und Seele räumen auf und sortieren sich neu. Eine interessante Zeit für Sie. Erinnerungen tauchen auf, Schönes, Trauriges, Unangenehmes, ebenso Ideen, die Ihnen im Kopf herumspuken, Wünsche und Träume. Vielleicht überwältigt Sie das alles manchmal. Vielleicht macht es Ihnen sogar Angst. Vielleicht finden Sie das, was da gerade mit Ih-

nen passiert, aber auch extrem spannend. Seien Sie offen für alles, was da kommt, lassen Sie es zu. Fasten-Yoga schenkt Ihnen eine wunderbare Gelegenheit, mit allem, was in Ihnen steckt, in Kontakt zu kommen. Sie können dabei vieles entdecken – neue Seiten an sich selbst und neue Perspektiven für Ihr Leben. Nutzen Sie diese wunderbare Chance. Sie ist ein erster Schritt in eine selbstbestimmte, glückliche Zukunft.

Träume: intensives Erleben

Während des Fastens schlafen Sie anders als sonst, anfangs wahrscheinlich bleiern, viel und lange, nach ein paar Tagen kürzer und weniger. Viele schlafen unruhig, wälzen sich hin und her – und die meisten träumen eine Menge. Das Unterbewusstsein ist hochaktiv in dieser Zeit. Es schickt Ihnen Bilder und Szenen, Dinge, die Sie erlebt haben, aber auch Surreales, Verwirrendes, Bruchstückhaftes, mit dem Sie (noch) nichts anfangen können. Durch die nächtlichen Entsorgungs- und Reparaturvorgänge verändert sich die Architektur Ihres Schlafes, er wird flacher, die Traumphasen (REM-Schlaf) werden intensiver erlebt. Das Fasten öffnet die Schleusen und macht Sie empfänglicher für Botschaften Ihrer Seele. Oft tauchen Erlebnisse auf, die Sie verletzt haben, eine unschöne Trennung, eine Demütigung im Job, ein Streit in der Familie. Es ist erstaunlich, was sich da manchmal zeigt. Obwohl Sie dachten, etwas längst ad acta gelegt zu haben, schlummerte es in der Tiefe. Auch Trauer um geliebte Menschen kann neu aufbrechen oder ein schwelender Konflikt, der im Alltag unter den Teppich gekehrt wird. Nachts ist außerdem Ihre Fantasie sehr aktiv. Da ihr nun vom Verstand keine Fesseln angelegt sind, wachsen ihr Flügel. Sie sendet Botschaften, wohin sie gern fliegen würde. Vielleicht hegen Sie insgeheim den Wunsch, aus Ihrem Beruf auszusteigen und noch ein-mal etwas ganz anderes zu machen. Vielleicht spukt die Sehnsucht nach einem Leben auf dem Land, einem Haus mit Garten durch Ihre Träume. Oder Sie würden gern durch den Regenwald trekken oder im Chor singen, haben sich bisher aber nicht getraut. Wenn Sie sich nun damit beschäftigen, können Sie entscheiden, ob etwas Ihnen wichtig genug ist, um Ihr Leben dafür zu ändern.

TIPP

TRÄUME NOTIEREN

Schreiben Sie gleich nach dem Aufwachen alles in Ihr Erinnerungsbuch, was Ihnen aus Ihren Träumen noch einfällt, und seien es nur Fetzen. Personen und Orte, Farben, Symbole, jedes Detail, jede Nuance kann Ihnen helfen, die Botschaften zu entschlüsseln. Vielleicht taucht einiges immer wieder auf oder verändert sich. Was hat Ihnen Angst gemacht, Panik bereitet, Sie schweißnass aufwachen lassen? Was hat Sie traurig gestimmt, was freudig und glücklich? Wovon hätten Sie gern eine (Traum-)Fortsetzung? Vielleicht können Sie mit all dem noch nichts anfangen. Aber möglicherweise entwickelt sich gerade etwas in Ihnen. Dann können diese Aufzeichnungen hilfreich für Sie sein.

In jedem Fall können Ihre Träume Ihnen Anstöße geben, auch die Seiten Ihrer Persönlichkeit zu beachten, die bisher keine (große) Rolle in Ihrem Alltag gespielt haben. Wenn Sie sich mit den nächtlichen Zeichen Ihres Unterbewusstseins beschäftigen und versuchen, sie zu deuten und zu verstehen, ist das eine fantastische Chance für Sie, sich weiterzuentwickeln und Ihr Leben so zu gestalten, dass es für Sie stimmig ist und Sie sich darin noch mehr zu Hause fühlen.

Annahme und Abschied

Träume können vieles aufwühlen. Einiges davon wird Sie bestimmt auch tagsüber gedanklich beschäftigen. Doch das ist vermutlich nicht alles. Die Auszeit beim Fasten-Yoga gibt Ihnen Gelegenheit, sich eingehend mit sich selbst zu beschäftigen. Wer im alltäglichen Hamsterrad steckt, wird von sich selbst und seinen Bedürfnissen abgelenkt. Wenn Sie zur Ruhe kommen, werden Sie auch Ihre innere Stimme wieder hören können. Sie wird Sie auf unerledigte Probleme, ungelöste Konflikte, unerfüllte Wünsche aufmerksam machen. Achten Sie darauf, was sie Ihnen erzählt. Sie kann Ihnen – ebenso wie Ihre Träume – einen Weg weisen. Zunächst aber heißt es, sich von allem zu verabschieden, was Sie emotional belastet und Ihnen Stress bereitet. Beim Fasten löst sich oft auch im seelischen Bereich vieles, was dort lange Zeit festsaß.

> »Man kann einen Menschen nichts lehren. Man kann ihm nur helfen, es in sich selbst zu finden.«
>
> GALILEO GALILEI

Sträuben Sie sich nicht dagegen; lassen Sie es geschehen. Erinnerungen und Gefühle tauchen auf, gute wie schlechte. Vielleicht müssen Sie über etwas lachen, vielleicht über etwas weinen, vielleicht kullern scheinbar ohne Anlass auch einige Tränen. Akzeptieren Sie alles, was sich zeigt. Indem Sie sich damit auseinandersetzen, klärt sich etliches. Trauern Sie zum Beispiel einer verpassten Chance im Beruf hinterher? Hegen Sie Groll gegenüber einer Freundin, die Sie vermeintlich schlecht behandelt hat? Schmerzt es Sie, dass Sie kinderlos geblieben sind? Sind Sie eifersüchtig, weil eine Kollegin befördert wurde und nicht Sie?

Fasten kann dazu beitragen, dass alte Verletzungen ausheilen. Es unterstützt Sie, sich von Vergangenem zu verabschieden, Belastendes loszulassen, mit Menschen und Situationen Frieden zu schließen. Dann kann auch der Körper aufatmen. Beschwerden, die durch Stress und seelische Belastungen verursacht werden, können verschwinden.

LOSLASSEN ÜBEN

Beim Loslassen von Altem helfen Ihnen meditative Übungen.
Dafür müssen Sie nichts tun, als in die Stille zu gehen
und sich nur mit sich selbst zu beschäftigen.

Sie dürfen nun alles, was Sie stören und ablenken könnte, abstellen und ausblenden. Stattdessen spüren und hören Sie bewusst in sich hinein. Nehmen Sie wahr, was jetzt gerade ist. Die Meditation lehrt uns, achtsam zu sein. Sie führt uns zu einem ruhigen Geist und zu einer klaren Wahrnehmung unserer Emotionen, Gedanken und Körperempfindungen. Niemand kann uns wütend oder traurig machen, all diese Gefühle machen wir uns selbst. Geben Sie diesen Dingen keine Energie, keinen Raum in Ihrem Leben. Negative Gedanken können psychosomatische Beschwerden begünstigen, vor allem aber blockieren sie Ihre Entfaltungsmöglichkeiten und verhindern damit, dass Sie Ihr Leben so gestalten, wie es gut und richtig für Sie ist. Diese Macht sollten Sie ihnen nicht geben.

ÜBUNG: URSACHE UND WIRKUNG

Kennen Sie die Geschichte mit dem Säbelzahntiger? Sobald er auftauchte, mussten unsere Steinzeitahnen blitzschnell entscheiden, ob sie flüchten oder sich verteidigen wollten. In gerade mal einer Viertelsekunde setzte der Anblick des Raubtiers eine ganze Kaskade von Hormonen in Bewegung, die zu Stressreaktionen im ganzen Körper führte. Heute stressen uns andere Dinge, aber das, was dabei in unseren Zellen passiert, ist gleich geblieben. So wie in diesem Beispiel gibt es überall im Leben kausale Zusammenhänge. Auch Ihre Gedanken, Gefühle und Handlungen sind miteinander verknüpft. Wer ständig denkt, dass er gleich stolpern wird, tut es garantiert. Was Sie säen, das ernten Sie. Darin liegt eine sehr große Chance.

Lesen Sie die folgenden Sätze durch. Welcher davon trifft am ehesten auf Sie zu? Welcher passt am besten zu Ihrer momentanen Situation? Notieren Sie sich diesen Satz auf einer schönen Karte, vielleicht kleben Sie ein Foto dazu oder malen etwas daneben. Dann hängen Sie sich die Karte an einen Platz, an dem Sie sie möglichst häufig am Tag sehen. Viel Erfolg damit!

- Wenn ich ein Lächeln säe, werde ich ein Lächeln ernten.

- Wenn ich glücklich sein möchte, nehme ich teil am Glück anderer.
- Wenn ich mehr Selbstbestimmung in meinem Leben möchte, übernehme ich die Verantwortung; ich habe keine Angst vor Konflikten und treffe Entscheidungen.
- Wenn ich mehr Sicherheit im Leben brauche, lerne ich, zuversichtlich zu sein.
- Wenn ich mehr Anerkennung möchte, lerne ich, mich selbst mehr zu schätzen.
- Wenn ich mehr Lebensfreude suche, schenke ich Liebe.
- Wenn ich Vertrauen suche, lerne ich, mich selbst zu lieben.
- Wenn ich mehr Ruhe suche, höre ich die Stille.

GESCHICHTE: DER WEISE RABBI

Ein jüdischer Geistlicher, reich an Jahren und Ehren, namens Rabbi Zussaya lag einst im Sterben. Seine Schüler hatten sich um sein Lager versammelt und fragten ihn, ob er Angst vor dem Sterben habe. »Ja«, sagte er, »ich habe Angst, vor meinen Schöpfer zu treten.« – »Aber wie kann das sein?«, fragten die Schüler. »Du hast ein solch beispielhaftes Leben geführt. Du hast uns wie Moses aus der Wildnis geleitet. Du hast Urteile gesprochen wie der weise Salomon.« Sanft erwiderte der Rabbi: »In der anderen Welt, wenn ich meinen Schöpfer treffe, wird er mich nicht fragen, ob ich wie Moses oder Salomon war. Er wird mich fragen: ›Warst du du selbst? Warst du Zussaya?‹«

ÜBUNG: GEFÜHLE ERKUNDEN

Welche Emotionen sind im Augenblick bei Ihnen vorherrschend? Ist es womöglich eine Wut, die sich in Ihnen angestaut hat und die sich jetzt Bahn bricht? Sind Sie traurig, niedergeschlagen, müssen Sie viel weinen? Oder empfinden Sie gerade unbändige Freude? Überlegen Sie, welches Gefühl momentan am stärksten präsent ist. Dann nehmen Sie sich Zeit, am besten 30 Minuten, dieses für Sie wichtigste Gefühl näher zu betrachten. Setzen Sie sich bequem und ruhig hin, schließen Sie Ihre Augen und spüren Sie in sich die Wut, die Trauer, die Freude oder was immer es ist.

- Wie fühlt es sich im Körper an?
- Wo sitzt es, ist es überall oder konzentriert es sich auf einen Ort?
- Welche Farbe hat es?
- Welche Bilder tauchen im Zusammenhang damit auf?

Wenn es ein unangenehmes, beängstigendes Gefühl für Sie ist, dann beobachten Sie, ob und wie es sich mit der Zeit verändert. Hat es auch positive Aspekte? Können Sie sich vielleicht sogar langsam mit ihm anfreunden? Ist es Ihnen möglich, das Gefühl so zu akzeptieren, wie es ist? Dann schließen Sie Frieden mit diesem Gefühl. Oder bleibt es negativ für Sie, auch wenn Sie es mit allen seinen Facetten betrachten? Dann lassen Sie es allmählich kleiner werden, schrumpfen, in den Hintergrund treten oder verblassen. Lösen Sie es auf und lassen Sie es verschwinden, wegfliegen, wegschwimmen – oder einfach unwichtig werden.

Ist es ein angenehmes, beglückendes Gefühl für Sie, dann geben Sie ihm immer mehr Raum in Ihrem Körper, in sich. Spüren Sie, wie es sich ausbreitet, größer, strahlender wird, Sie irgendwann vielleicht ganz ausfüllt. Heißen Sie es als einen Teil von Ihnen willkommen. Schöpfen Sie Kraft und Energie daraus und nehmen Sie es mit, wenn Sie Ihre Augen wieder öffnen.

ÜBUNG: NEGATIVES LOSLASSEN

Alle negativen Gefühle und Gedanken belasten Sie. Werden Sie sich deshalb zuerst einmal bewusst, was Sie an emotionalen und geistigen Altlasten mit sich herumtragen. Setzen Sie sich ruhig hin und beschäftigen Sie sich mit den folgenden Fragen. Geben Sie sich dafür mindestens 30 Minuten Zeit. Wenn es hilfreich für Sie ist, können Sie Ihre Gedanken auch aufschreiben.

- Gibt es etwas, was Ihnen Sorgen bereitet oder Sie belastet?
- Gibt es etwas, das Sie innerlich beunruhigt?
- Gibt es etwas zu verzeihen, zu vergeben?
- Gibt es etwas zu verabschieden?

Lösen Sie sich nun bewusst von diesen (negativen) Gedankenmustern.

Wenn es etwas zu verzeihen gibt, dann verzeihen Sie es.

Wenn es etwas zu verabschieden gibt, dann nehmen Sie Abschied.

Freuen Sie sich, dass Sie sich von diesen Belastungen gelöst haben, und spüren Sie die Leichtigkeit, die dadurch in Ihrem Inneren entsteht. Genießen Sie diese neue Freiheit.

GESCHICHTE: MOMENTE DER STILLE

Eines Tages kamen zu einem einsamen Mönch einige Menschen. Sie fragten ihn: »Welchen Sinn siehst du in deinem Leben der Stille und der Meditation?« Der Mönch war damit beschäftigt, Wasser aus einem tiefen Brunnen zu schöpfen. Er sprach zu seinen Besuchern: »Schaut in den Brunnen. Was seht ihr?« Die Leute blickten in den tiefen Brunnen und sagten: »Wir sehen nichts!« Nach einer kurzen Weile forderte der Mönch die Leute wieder auf: »Schaut in den Brunnen! Was sehr ihr jetzt?« Die Leute blickten wieder hinunter und antworteten: »Ja, jetzt sehen wir uns selbst!« Der Mönch sprach: »Schaut, als ich vorhin Wasser schöpfte, war das Wasser unruhig. Jetzt ist das Wasser ruhig. Das ist die Erfahrung der Stille und der Meditation: Man sieht sich selbst! Und nun wartet noch eine Weile.« Nach einer Weile sagte der Mönch erneut: »Schaut jetzt in den Brunnen. Was seht ihr?« Die Menschen schauten hinunter und antworteten: »Nun sehen wir die Steine auf dem Grund des Brunnens.« Da sagte der Mönch: »Das ist die Erfahrung der Stille und der Meditation. Wenn man lange genug wartet, sieht man den Grund aller Dinge.« (Asiatische Anekdote)

Neuanfang

Je mehr Sie sich von Altem lösen, desto mehr Raum haben Sie, Neues zu entdecken und sich darauf einzulassen. Fast alle Naturvölker nutz(t)en Fastentage, um den Übergang von einem Lebensabschnitt in einen anderen zu zelebrieren. So wurden etwa Jugendliche ohne Nahrung in die Wildnis geschickt, bevor sie in die Gruppe der Männer aufgenommen wurden. In Indien gibt es bei den Brahmanen eine Tradition, bei der Paare fasten, bevor sie ein Kind zeugen, damit Sohn oder Tochter später von den seelischen Altlasten der Eltern befreit sind. Ein schöner Gedanke und für alle, die schon öfter gefastet haben, absolut nachvollziehbar.

Auch Sie können Ihre Fasten-Yoga-Zeit nutzen, um einen Schritt vorwärts in Ihrer persönlichen Entwicklung zu machen. Wer jemals gefastet hat, weiß, dass anschließend nichts mehr so ist, wie es war. Selbst wenn Sie vorher das Gefühl hatten, so wie es ist, sei es gut, wird sich trotzdem noch ein Quäntchen verändern. Ob das Leben danach auch besser, noch besser für Sie sein wird, haben Sie selbst in der Hand.

Es gilt zunächst, ehrlich Bilanz zu ziehen. Wie gefällt Ihnen Ihr Leben im Moment? Was fehlt vielleicht darin? Was sollte mehr Platz bekommen? Oder wollen Sie gar nicht großartig etwas verändern? Wenn das der Fall ist, genießen Sie es, justieren Sie Kleinigkeiten nach und gönnen Sie sich Träume.

Wenn Sie jedoch das Gefühl haben, etwas verändern zu müssen oder zu wollen, dann begeben Sie sich auf Entdeckungsreise. Denn bevor Sie sich auf Neues einlassen können, müssen Sie natürlich herausfinden, was Sie jetzt wirklich brauchen, um erfüllt und glücklich leben zu können. Was ist für Sie unverzichtbar dabei? Welche verborgenen Wünsche hegen Sie vielleicht schon lange, haben bisher aber noch nicht den Mut gefunden, sie sich zu erfüllen? Welchen Dingen würden Sie gern mehr Platz in Ihrem Alltag einräumen?

Es geht zunächst darum aufzuspüren, was in Ihnen schlummert und geweckt werden möchte. Wie Sie eine berufliche Neuorientierung, einen Umzug, ein besonderes Hobby … Wirklichkeit werden lassen könnten, klären Sie anschließend. Ihre Fasten-Yoga-Zeit ist dazu da, Ihre innere Stimme zu Wort kommen zu lassen und Ihren Geist zu beflügeln. »Think big!« heißt das Motto oder, wie Walt Disney es sagte: »If you can dream it, you can do it! Wenn du es träumen kannst, kannst du es auch tun!« Erlauben Sie sich, zu träumen, wie Ihr Leben aussehen soll.

> **»Wege entstehen dadurch, dass man sie geht.«**
>
> FRANZ KAFKA

DEN NEUBEGINN WAGEN

Das Wichtigste bei all Ihren Überlegungen zu Ihrem Leben:
Stellen Sie sich bei Ihrer Entdeckungsreise selbst in die Mitte,
denn da gehören Sie hin.

Sie sind kein Statist in Ihrem Leben, Sie spielen die Hauptrolle. Ihr Partner, Ihre Partnerin, Ihre Kinder, Ihre Eltern, Ihre Familie, Ihr Chef, Ihre Chefin, Ihre Kollegen und Kolleginnen, Ihre Freunde und Freundinnen – sie alle sind wichtig und wahrscheinlich unverzichtbar. Aber jetzt geht es erst einmal allein um Sie und Ihre ganz persönliche Entdeckungsreise. Wenn Sie sich selbst wichtig nehmen und wertschätzen, wird es Ihnen auch gelingen, das, was Ihnen gerade durch den Kopf geht, nach der Fasten-Yoga-Auszeit im Alltag umzusetzen.

ÜBUNG: BEDÜRFNISSE ENTDECKEN

Jeder Mensch hat alles, was er zu einem glücklichen und erfüllten Leben braucht, schon in sich. Oft ist es nur unter den Anforderungen, Pflichten, kleinen und großen Sorgen des Alltags verschüttet oder in Vergessenheit geraten. Erspüren Sie Ihre eigenen unerfüllten Bedürfnisse. Finden Sie heraus, was für Sie wirklich wichtig ist und wofür Ihr Herz schlägt. Schauen Sie sich die Aufzählung genau an und kreuzen Sie das

an, was für Sie ein echtes Bedürfnis ist. Wenn Sie mehrere Dinge auswählen, bringen Sie sie anschließend in eine Reihenfolge. Was hat für Sie Priorität?

- Sicherheit, Vertrauen
- Wachstum, Weiterentwicklung, Selbstverwirklichung
- Freiheit, Selbstliebe
- Familienleben, Geborgenheit, Gemeinschaft
- Wertschätzung, Anerkennung, Aufmerksamkeit
- Nähe, Zugehörigkeit
- Intimität, Sexualität
- Unterstützung, Ehrlichkeit, Respekt
- Freundschaft, Toleranz, Akzeptanz
- Leidenschaft, Abenteuer, Begeisterung, Lebensfreude
- Entspannung, Erholung, Auszeit, Leichtigkeit, Ruhe
- Etwas anderes: …

Sich die grundlegenden Werte und Schätze, die Sie in Ihrem Leben finden wollen, einmal bewusst zu machen, ist schon ein wichtiger Schritt hin zu ihrer Verwirklichung.

ÜBUNG: INNENSCHAU

Um herauszufinden, was Ihnen in Ihrem Leben wirklich wichtig ist, müssen Sie in Kontakt mit Ihrer inneren Stimme kommen. Wenn Sie sie wahrnehmen, sind Sie im Einklang mit sich selbst. Dann können Sie erkennen, was Sie für Ihr Wohlbefinden wirklich brauchen. Gehen Sie in die Stille und lauschen Sie in sich hinein. Achtsamkeit führt zu einem ruhigen Geist und zu einer klaren Wahrnehmung der eigenen Gedanken, Emotionen und Körpergefühle.

Es gibt Dinge und Menschen im Leben, die uns ausgesprochen guttun. Und dann gibt es Situationen und Menschen, die wir als schwierig und kraftraubend empfinden. Stellen Sie die folgenden Fragen an sich selbst. Diese Selbstbetrachtung hilft Ihnen, wahrzunehmen, was in Ihnen und um Sie herum vorgeht. Sie schenkt Ihnen Klarheit und macht Sie sensibel für Ihre Bedürfnisse. Sie macht Sie außerdem frei von den Erwartungen anderer und schenkt Ihnen neue Energie, um selbstbestimmt, glücklich und zufrieden zu leben.

- Was tun Sie gern (alle Bereiche, Arbeit, Freizeit)?
- Worauf freuen Sie sich, wenn Sie morgens aufstehen?
- Welcher Mensch in Ihrem Leben tut Ihnen gut? Bei welcher Person freuen Sie sich, sie zu sehen?
- Welchen Menschen tun Sie selbst gut?
- Wer bringt Sie leicht zum Lachen?
- Welche Menschen bringen Sie selbst leicht zum Lachen?
- Mit welchen Menschen haben Sie am meisten Spaß?
- In welchen Bereichen Ihres Lebens fühlen Sie sich authentisch?
- In welchen Bereichen / Situationen empfinden Sie Dankbarkeit?
- Wo, wann und bei wem empfinden Sie Liebe?
- Wenn Sie morgen sterben würden: Was war das Beste, was Sie in Ihrem Leben gemacht haben?
- Wenn Sie Ihr Leben noch einmal leben könnten: Was würden Sie ändern?
- Wie sieht Ihr Leben in drei Jahren aus?

ÜBUNG: WUNSCHZETTEL

Gute Feen, Flaschengeister und den Weihnachtsmann gibt es nicht. Das wissen wir alle. Lassen Sie sich trotzdem auf dieses Experiment ein. Nehmen Sie sich ein Blatt Papier und notieren Sie Ihre Antworten auf folgende Fragen:

- Sie haben einen einzigen Wunsch frei: Was wünschen Sie sich am sehnlichsten?
- Und wenn Sie noch zusätzlich zwei Wünsche äußern dürften, welche wären das?
- Was wünschen Sie sich für Ihr ganzes Leben?

Nun schauen Sie sich Ihre Wünsche und Träume an: Sind sie wirklich so unerfüllbar? Stecken nicht zumindest Ideen für Ihren weiteren Weg darin?

ÜBUNG: VON DER VISION ZUR WIRKLICHKEIT

Damit Wünsche wahr werden, müssen meistens viele Schritte zurückgelegt werden. Aber am Anfang des Weges steht immer eine Vorstellung von dem Ziel, das man erreichen möchte. Je deutlicher Sie diese Vision vor Ihrem inneren Auge haben, desto leichter fällt es Ihnen, die richtige Richtung einzuschlagen und sich Ihrer Wunschvorstellung zu nähern. Versuchen Sie es.

- Stellen Sie sich Ihren größten Sehnsuchtswunsch ganz plastisch vor. Wie sieht er genau aus? Was gehört unbedingt dazu? Was bedeutet er für Sie persönlich?
- Nun stellen Sie sich Ihre Zukunft vor. Ihr Wunsch ist in Erfüllung gegangen. Welche Folgen hat das? Wie fühlen Sie sich jetzt? Wie hat das Ihr Leben verändert, wie sieht es nun aus? Was haben Sie dafür getan, damit Ihr Wunsch wahr wird?

ÜBUNG: BRIEF AN MICH SELBST

Wahrscheinlich haben Sie während der Fasten-Yoga-Auszeit im Zwiegespräch mit Ihrer Seele vieles für sich entdeckt. Vielleicht haben Sie sich auch einiges vorgenommen, was Sie künftig in Ihrem Leben anders machen oder neu beginnen möchten. Das ist gut so. Doch machen wir uns nichts vor: Wenn der Alltag mit allen seinen Anforderungen wieder über Sie hereinbricht, ist es vermutlich nicht so einfach, das auch umzusetzen. Damit das, was Ihnen wirklich wichtig ist, nicht in Vergessenheit gerät, schreiben Sie jetzt schon einen Brief an sich selbst. Erinnern Sie sich selbst daran, was Sie auf jeden Fall tun möchten. Welche Gewohnheiten möchten Sie ändern? Was soll mehr Raum bekommen? Wovon möchten Sie sich verabschieden? Was möchten Sie neu ausprobieren? Notieren Sie alles, was Ihnen einfällt. Dann stecken Sie den Brief in einen Umschlag, kleben diesen zu, schreiben Ihren Namen darauf und legen ihn an einen besonderen Platz in Ihrer Wohnung. In drei Monaten öffnen Sie Ihren Brief und schauen, was aus Ihren Vorsätzen geworden ist. P. S. Vielleicht kennen Sie jemanden oder haben während Ihrer Fasten-Yoga-Auszeit jemanden kennengelernt, dem Sie Ihren Brief anvertrauen mögen. Bitten Sie diejenige oder denjenigen doch, ihn Ihnen in drei Monaten per Post zu schicken. Natürlich können Sie auch selbst anderen diesen Gefallen tun.

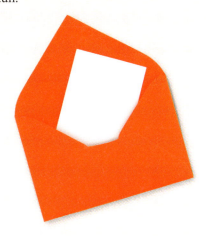

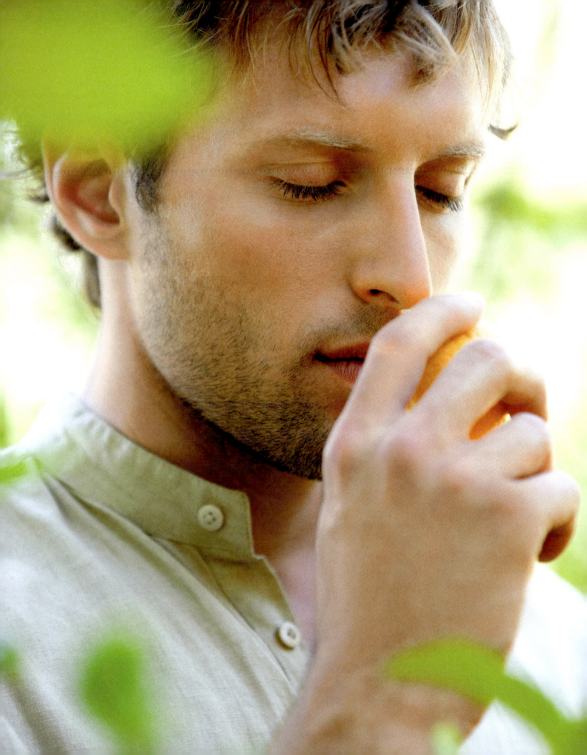

AUFBRUCH IN EIN SELBST-BESTIMMTES LEBEN

MIT DEM ERSTEN BISSEN GEHT ES ZURÜCK IN DEN ALLTAG.
DIE CHANCE, DEN EIGENEN LEBENSSTIL ZU VERÄNDERN, IST
JETZT GUT. SO LÄSST SICH DER EFFEKT DES FASTEN-YOGA
MÖGLICHST LANGE ERHALTEN.

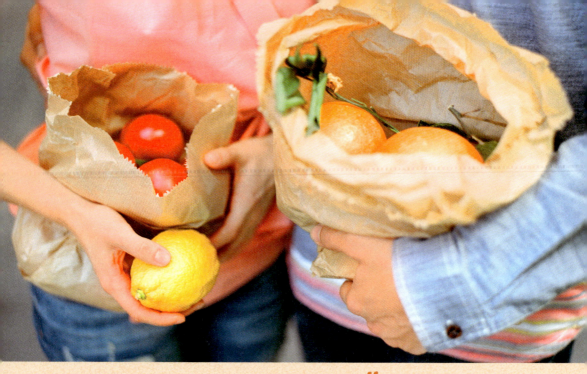

FASTENBRECHEN: DEN ÜBER-GANG SANFT GESTALTEN

Allmählich geht Ihre Fasten-Yoga-Zeit dem Ende entgegen. Mehrere Tage lang haben Sie auf feste Nahrung verzichtet. Vielleicht haben Sie sich anfangs etwas schwach gefühlt, aber inzwischen geht es Ihnen richtig gut. Vermutlich könnten Sie problemlos noch weiter fasten. Fantastisch. Das gibt Ihnen die Geduld und Gelassenheit, die Sie jetzt für den nächsten Schritt brauchen. Denn ebenso, wie Sie sich erst wieder an Kartoffeln,

Gemüse und Brot gewöhnen müssen, werden Sie auch Zeit brauchen, um in Ihrem Alltag wieder ganz anzukommen. Überstürzen Sie nichts, damit die positiven Effekte des Fasten-Yoga lange anhalten. Nehmen Sie die Übergangsphase als das an, was sie ist: die wichtige dritte Etappe auf Ihrem Fasten-Yoga-Weg. Wenn Sie sich behutsam vom Fasten verabschieden, können Sie Ihr normales Leben wieder voll und ganz begrüßen.

Raus aus dem Fastenmodus

Ebenso wie Ihr Körper sich während des Fastens vom Normalbetrieb in eine ressourcensparende Arbeitsweise umstellen musste, muss er jetzt zurückschalten. Der Magen-Darm-Trakt muss in Bewegung kommen und seine Arbeit wieder aufnehmen, alle Stoffwechselprozesse müssen hochgefahren werden, der Kreislauf muss auf Touren kommen. Das alles funktioniert nicht von einer Sekunde zur anderen und es kostet Kraft und Energie. Ihr Körper muss nun ordentlich arbeiten. Geben Sie ihm und sich Zeit.

Signal zum Aufbruch

Als Erstes senden Sie ihm ein Signal, dass das Fasten vorbei ist und er zu seinen normalen Abläufen zurückkehren kann. Dieses Signal ist rund und grün bis rot: ein knackig-frischer Apfel. Wenn er appetitlich glänzend und saftig vor Ihnen auf dem Teller liegt, wird Ihnen das Wasser im Mund zusammenlaufen. Speichel, der erste Verdauungssaft, wird produziert. Essen Sie besonders achtsam und kauen Sie sehr, sehr gründlich – nicht nur bei Ihrem Apfel zum Fastenbrechen, sondern auch bei allen anderen Speisen, die Sie in den nächsten Tagen zu sich nehmen. Das gibt Ihrem Verdauungssystem wichtige Impulse, seine Arbeit wieder aufzunehmen, und es hilft Ihnen, Ihren Appetit etwas zu zügeln. Alle Ihre Sinne sind jetzt hochsensibel. Sie reagieren auf die kleinsten Reize mit überschwänglicher Begeisterung. Doch auch wenn alles verlockend duftet und aussieht – lassen Sie sich nicht vorschnell verführen und dazu hinreißen, unkontrolliert etwas in sich hineinzustopfen. Ihr Magen ist noch nicht wieder in der Lage, größere Mengen aufzunehmen und zu verarbeiten.

Wahrscheinlich wird er Ihnen schnell signalisieren, dass er »voll« ist, auch wenn Sie nur wenige kleine Bissen zu sich genommen haben. Hören Sie unbedingt auf ihn, sonst drohen Schmerzen, Völlegefühl, Blähungen und Unwohlsein. Ihr Körper weiß sehr genau, was ihm und Ihnen jetzt guttut.

Schritt für Schritt

Wenn Sie also nur ein paarmal von Ihrem Apfel abbeißen, ist das völlig in Ordnung. Sobald Sie das Gefühl haben, Sie haben genug gegessen, hören Sie auf. Das gilt auch in den nächsten zwei, drei Tagen noch. Allmählich wird Ihr Magen wieder bereit sein, mehr Essen aufzunehmen, die Verdauung kommt wieder in Gang. Allerdings dauert es meist etwas, bis der Darm sich das erste Mal wieder selbstständig leert. Um diesen Prozess zu unterstützen, trinken Sie weiterhin viel. Vielleicht legen Sie sich nach dem Essen kurz hin. Sie werden vermutlich ohnehin müde sein. Nicht, weil das Essen Sie so angestrengt hat, sondern weil die wieder einsetzende Verdauung Blut aus dem Kopf in den Magen-Darm-Trakt abzieht.

TIPP

BEWUSST GENIESSEN

Genießen Sie Ihren Apfel zum Fastenbrechen mit allen Sinnen. Nehmen Sie die Frucht in die Hand, spüren Sie ihr Gewicht. Wie fühlt sie sich an? Betrachten Sie sie von allen Seiten, die Farbe der Schale, den Stiel, die Blätter, die vielleicht noch daran sitzen. Wie ist die Schale? Glatt, rau, zart? Nun schnuppern Sie an dem Apfel. Wie riecht er? Jetzt schneiden Sie ihn zunächst in zwei Hälften. Schauen Sie sich das Fruchtfleisch an, das Kerngehäuse, die Kerne darin. Nehmen Sie den Duft intensiv wahr.

Dann teilen Sie eine Hälfte in schmale Spalten. Ganz langsam führen Sie eine davon zum Mund und beißen ein kleines Stück ab. Bewegen Sie es mit der Zunge hin und her. Wie schmeckt es? Kauen Sie diesen Bissen lange, bis das Fruchtfleisch sich fast aufgelöst hat. Was schmecken Sie jetzt? Erst dann schlucken Sie herunter. Spüren Sie diesem ersten Bissen nach, bevor Sie irgendwann ein zweites Mal von Ihrer Apfelspalte abbeißen.
Falls Sie glauben, den Apfel nicht roh zu vertragen, dünsten Sie ihn leicht!

Natürlich kann ein Verdauungsspaziergang Kreislauf und Verdauung ankurbeln. Auch Ihr Leberwickel und eine Tasse Heilkräutertee helfen Ihnen in den nächsten Tagen. Wichtig ist, dass Sie weiterhin sorgsam mit sich und Ihrem Körper umgehen. Jetzt beginnt für Sie eine wunderbare Zeit. Sie sind durch das Fasten-Yoga zentriert und auf sich selbst und Ihre Bedürfnisse fokussiert. Die Welt lacht Sie an. Lachen Sie zurück und sorgen Sie dafür, dass der Alltag Sie nicht wieder überrollt. In kleinen Schritten wieder in ihm anzukommen erhält Ihnen den Effekt des Fasten-Yoga möglichst lange.

Den Körper mit gesunder Energie versorgen

Nach dem Fasten bekommt der Körper einen regelrechten Wachstumsschub, Zellen und Gewebe erneuern sich. Dafür braucht der Organismus Energie. Da die Nährstoffspeicher noch nicht genug hergeben, müssen sie erst wieder aufgefüllt werden. Wir sprechen deshalb von Aufbautagen.
Mit dem Apfel zum Fastenbrechen fängt es an. Danach müssen Sie Ihren Körper wieder ganz langsam und vorsichtig an feste Nahrung gewöhnen. Zwei, drei Aufbautage soll-

ten Sie sich gönnen. Vielleicht bleiben Sie auch noch länger bei einer schonenden Ernährung, wenn Sie sich damit wohlfühlen. Essen Sie anfangs lieber weniger als zu viel. Magen und Darm werden es Ihnen danken und Sie bewahren sich die gewonnene Leichtigkeit länger.

Wohltuende Aufbauspeisen

Eine gute Möglichkeit, den Körper sanft, aber effektiv mit wichtigen Nährstoffen zu versorgen, ist warmes gekochtes Getreide. Es stärkt das Verdauungsfeuer, ist heilsam für Magen und Darm und baut nachhaltig Energie auf. Die nachfolgenden Rezepte sind für die Aufbautage ebenso geeignet wie für die Zeit danach. Wer mag, kann eine solche warme Getreidemahlzeit auf Dauer in seinen täglichen Speiseplan aufnehmen. Sie macht ruhiger, konzentrierter und leistungsfähiger als ein Toast mit Marmelade. Sie können die Breirezepte abwechslungsreich ergänzen und nach Ihren Vorlieben abwandeln, sodass daraus schmackhafte und gesunde Mahlzeiten für den ganzen Tag entstehen. So versüßen Ihnen morgens Obst, Datteln, Rosinen, Mandeln, Sonnenblumenkerne und frischer Ingwer den Start in den Tag, während ein Getreidebrei zum Mittag- oder Abendessen deftiger mit Lauch, Möhren, Kürbis und Roten Beten angereichert sein darf. Ergänzen Sie, was der Markt saisonal frisch zu bieten hat und was Ihnen schmeckt. Fragen Sie einfach Ihren Bauch!

Empfehlungen für Aufbaukost

Außer warmem Getreidebrei können Sie natürlich auch nach und nach andere leicht verdauliche Lebensmittel zu sich nehmen.

- Frisches, vorsichtig gedünstetes Gemüse wie Möhren, Zucchini, Fenchel, Kohlrabi, Brokkoli und Kartoffeln eignen sich ebenso wie pürierte Gemüsesuppen oder unsere durch kräftige Zutaten und Einlagen ergänzte Fastensuppe ▸ siehe Seite 67.
- Grundsätzlich können Sie auch Salate und Rohkost essen; da sie jedoch schwerer zu verdauen sind, sollten Sie gut kauen und darauf achten, wie sie Ihnen bekommen.
- Geben Sie, wenn es passt, einen Esslöffel kalt gepresstes Leinöl über Ihr Essen, zum Beispiel über Pellkartoffeln.
- Streuen Sie frische Kräuter darüber.
- Verzichten Sie möglichst die ersten Tage auf Milch(produkte), vor allem Käse. Falls Sie es nicht abwarten können, wählen Sie Naturjoghurt, Dickmilch, Magerquark.
- Trinkmolke regt die Verdauung an.
- Statt ganzer Nüsse und Mandeln können Sie Nuss- und Mandelmus verwenden.
- Verzichten Sie auf Fleisch(produkte), Fisch, Eier, Backwaren, Süßigkeiten, alle schweren Speisen. Statt Brot nehmen Sie einen Zwieback oder ein Vollkorntoast.
- Seien Sie zurückhaltend mit Kaffee, schwarzem Tee und Alkohol. Ihr Körper reagiert jetzt extrem empfindlich darauf. Dies ist ein guter Zeitpunkt, den Konsum zu überdenken.

TIPP

PROBIOTIKA

Auch die Darmschleimhaut wird nach dem Fasten neu aufgebaut – die Chance, dass sich dort jetzt vermehrt »gute« Bakterien ansiedeln. Sie können dies durch Probiotika unterstützen: Produkte, die lebende Mikroorganismen enthalten. Es gibt sie als Kapseln in der Apotheke; darin sind einzelne Bakterienstämme, die als Starthilfe für den Neuaufbau der Mikrobiota dienen. Wichtig ist, dass Sie sie über einige Zeit regelmäßig nehmen, damit genügend der Kleinstlebewesen bis in den Dickdarm gelangen. Auch milchsauer eingelegtes Gemüse wie rohes Sauerkraut und Sauerkrautsaft enthalten probiotische Mikroorganismen.

REISBREI (REIS-CONGEE)

150 g Vollkornreis, alternativ auch weißer Reis oder Basmatireis | Zusätzlich pro Portion: 1 TL Ghee | ½ klein geschnittener Apfel | 1 Prise Zimt | ein paar Rosinen und zerkleinerte Nüsse | ½ klein geschnittene Banane | etwas Honig oder Ahornsirup | 1 Schuss Kokosmilch oder Sahne

Grundrezept für 3 Portionen

1 Für das Grundrezept den Reis mit 1,5 l kaltem Wasser in einem großen Topf ohne Salz aufkochen und zugedeckt auf kleiner Flamme etwa 2 Stunden lang köcheln.

2 Für die Ergänzung das Ghee in einer Pfanne erwärmen, darin den Apfel mit dem Zimt, den Rosinen und Nüssen 4 Minuten leicht anbraten.

3 Eine Portion Reis-Congee und die Banane dazugeben und alles noch 1 Minute wärmen. Mit Honig / Kokosmilch oder Sahne verfeinern.

Tipp: Die Reis-Congee-Basis kann drei bis vier Tage im Kühlschrank aufbewahrt werden. Erwärmen Sie Ihre tägliche Portion jeweils leicht.

Tipp: Reis-Congee schmeckt auch wahlweise mit: 1 EL Bio-Leinöl; 1 Msp. Zimt und 1 TL Honig; 1 Handvoll Gemüse oder Obst (gedünstet).

Extra: Reis-Congee ist sehr bekömmlich und wird gut vom Stoffwechsel verarbeitet. Für Buddha war es das wichtigste Gericht, um gesund zu bleiben. Im Vinaya Pitaka, der Sammlung buddhistischer Ordensregeln, steht geschrieben: »Reis-Congee führt zu Schönheit und Stärke, es stillt den Durst und vertreibt den Hunger.« Das Besondere und Heilsame ist die lange Kochzeit; traditionell köchelt es bis zu vier Stunden. Die chinesische Medizin setzt es je nach Beschwerden mit unterschiedlichen Zutaten ergänzt ein. Für die Tage nach dem Fasten-Yoga ist es ein optimales Frühstück. Es wirkt entgiftend und entschlackend, zu empfehlen ist es auch als Entlastung bei Allergien und Depressionen, zur allgemeinen Stärkung des Immunsystems sowie beim Abnehmen.

HAFER–LEINSAMEN–BREI

½ EL Leinsamen, geschrotet | 6 EL Haferflocken | ½ Apfel, klein gewürfelt | 1 Msp. Zimt | ½ Banane in Scheiben | evtl. Honig oder Kokosblütenzucker | ½ TL Ghee

Für 1 Portion

1 Leinsamen und Haferflocken mit 250 ml Wasser erhitzen und 5 Minuten leicht köcheln.

2 Apfel und Zimt dazugeben und weitere 2 Minuten köcheln. Die Banane unterrühren und alles noch 10 Minuten ziehen lassen. Nach Belieben etwas süßen, mit Ghee verfeinern.

Tipp: Sie können jedes Saisonobst verwenden. Sehr lecker schmeckt's mit frischen Beeren.

Tipp: Ein wunderbar wärmendes Frühstück. Hafer ist reich an wichtigen Nährstoffen wie B-Vitaminen, Eisen und Magnesium, enthält zudem neben unlöslichen Ballaststoffen, die den Darm auf Trab bringen, auch lösliche, die Blutzucker, Blutfette und Cholesterin regulieren. Leinsamen enthalten neben Ballaststoffen auch Schleimstoffe, die den Magen »pflegen« und im Darm quellen. So regen sie ihn an, sich zu entleeren.

HIRSEBREI

1 Tasse Hirse | 10 Rosinen | 5 Mandeln | 2 Trockenfeigen, klein geschnitten | 1 Msp. Zimt | 1 Birne, klein gewürfelt | evtl. etwas Honig oder Ahornsirup | Kokosmilch oder Sahne

Für 1 Portion

1 Hirse gut waschen, mit 2 ½ Tassen Wasser, Rosinen, Mandeln und Feigen aufkochen, anschließend auf kleinster Stufe ca. 20 Minuten ziehen lassen, bis das Wasser aufgesogen ist.

2 Birne und Zimt unterrühren, den Topf vom Herd nehmen und alles noch 10 Minuten ziehen lassen. Nach Belieben ein wenig süßen und mit Kokosmilch oder Sahne verfeinern.

Tipp: Variieren Sie bei den (Trocken-)Früchten und Nüssen; statt Zimt passt auch Ingwer gut.

Tipp: Hirse ist nicht nur gesund und basenbildend, sondern durch viel Kieselsäure, Silizium, Mineralstoffe und Spurenelemente ein wahres Elixier für Nägel, Zähne und Knochen.

COUSCOUS MIT ZIMT

4 EL Couscous | 5 Mandeln, gehackt | 1 knappe Msp. Kardamom | 1 Msp. Zimt | Saisonobst, ggf. gewürfelt | evtl. Honig oder Ahornsirup | 1 Schuss Kokosmilch oder Sahne

Für 1 Portion

1 Couscous, Mandeln und Kardamom in 250 ml Wasser erhitzen, 5 Minuten köcheln.

2 Zimt und Obst dazugeben, weitere 2 Minuten köcheln. Mit einer Gabel auflockern, noch 10 Minuten ziehen lassen. Nach Belieben ein wenig süßen, mit Kokosmilch oder Sahne verfeinern.

Tipp: Der ballaststoffreiche Brei tut Magen und Darm gut, nicht nur nach dem Fasten.

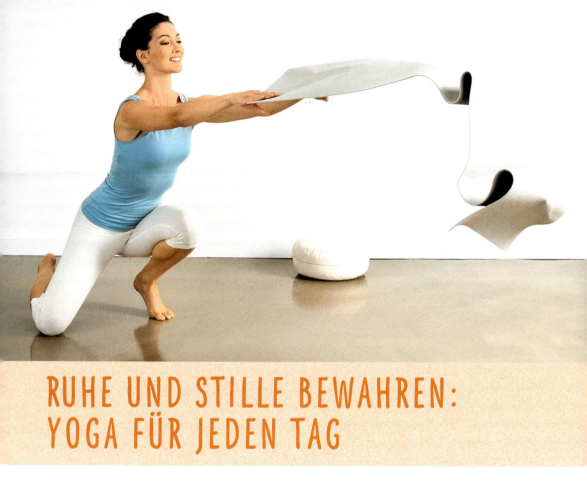

RUHE UND STILLE BEWAHREN: YOGA FÜR JEDEN TAG

Sie können zwar nicht ständig fasten – Yoga können Sie aber weiterhin machen. Jeden Tag, wenn es Ihnen während Ihrer Fasten-Yoga-Zeit gutgetan hat. Damit können Sie den Effekt, den Sie durch das Fasten erreicht haben, länger bewahren. Wahrscheinlich werden Sie bald auch weitere positive Auswirkungen spüren. Dafür reichen bereits täglich 15 Minuten. Länger dauert das folgende Kurzprogramm nicht. Es sorgt dafür,

dass Ihre inneren Organe gut durchblutet werden, Ihr Darm und Ihr Kreislauf in Schwung bleiben und Ihre Muskulatur gekräftigt wird. Und es ist ein Ruhepol: Für eine Viertelstunde steht die Welt um Sie herum still, Sie sind ganz bei sich und können für kurze Zeit aussteigen aus der Hektik des Alltags, zur Ruhe kommen und sich entspannen. So schonen und vermehren Sie Ihre Kräfte zugleich.

KURZPROGRAMM FÜR JEDEN TAG

Indem Sie Ihren Körper wahrnehmen und immer wieder bewusst in sich hinein-
spüren, bleiben Sie beweglich und bewahren sich den während des Fasten-Yoga
gewonnenen Kontakt zu Ihrer inneren Stimme. Sie können mit der Übungsfolge
in den Tag starten oder ihn damit ausklingen lassen.

① DAS LEBEN BEJAHEN

Wärmt die Wirbelsäule, macht sie durchläs-
sig und geschmeidig. Der Bogen des Ober-
körpers stabilisiert die Körpermitte und erzeugt Vertrauen. Er öffnet den inneren
Herzraum und bejaht das Leben.

- Setzen Sie sich auf Ihre Fersen. Mit der
  Ausatmung bringen Sie Ihre Stirn an den
  Boden und legen die Arme seitlich neben
  den Körper. Diese Position heißt »Stellung
  des Kindes«. ▶ Siehe Bild unten links.
- Mit der Einatmung richten Sie sich wieder
  auf. Heben Sie Ihre Arme vorn bis über

den Kopf und bringen Sie Ihr Becken nach
vorn. Führen Sie Ihre Arme so weit nach
hinten, dass Sie in einen Bogen kommen.

- Spüren Sie den Bogen von den Knien zu
  den Fingerspitzen. Ziehen Sie Ihren Bauch
  nach innen, so spannen sich die Muskeln
  im Po an. Auf diese Weise stabilisieren Sie
  Ihre Körpermitte. ▶ Siehe Bild unten rechts.
- Verweilen Sie einen tiefen Atemzug in
  dem Bogen, dann kommen Sie ausatmend
  zurück in die Stellung des Kindes.
- Wiederholen Sie diese Bewegungsabfolge
  zehnmal.

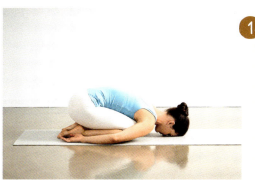
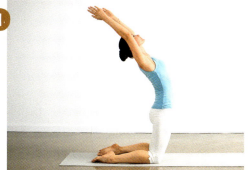

❷ VITAL UND GESCHMEIDIG

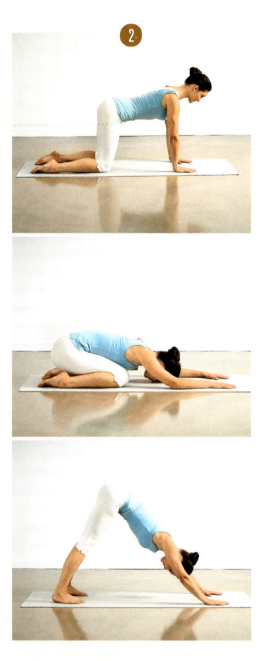

❷

Die Umkehrhaltung, bei der Ihr Kopf tiefer ist als Ihr Herz, wirkt vitalisierend und stimmungsaufhellend, entlastet die Organe und regt den Kreislauf an. Die Wirbelsäule wird geschmeidig, die Bandscheiben werden mit Nährstoffen versorgt. Die gesamte Beinrückseite wird gedehnt, Hand-, Arm-, Schulter- und Rückenmuskulatur werden gestärkt.

- Im Vierfüßlerstand sind Ihre Schultern über den Handgelenken, die Hüften über den Knien. Die Finger zeigen nach vorn.
  ▶ **Siehe Bild oben.**
- Kommen Sie ausatmend mit dem Po nach hinten auf die Fersen. Dabei sinkt Ihr Bauch ein, der Rücken wird rund, die Arme sind nach vorn ausgestreckt. Dies ist die »Blatt-Stellung«. ▶ **Siehe Bild Mitte.**
- Mit der nächsten Einatmung kommen Sie geschmeidig und fließend wieder hoch in den Vierfüßlerstand, in die »Katze«.
- Stellen Sie die Zehen auf und heben Sie ausatmend die Hüften. Beine und Arme strecken sich, Sie schieben sich nach oben, mit dem Po als höchstem Punkt. In dieser »Stellung des Hundes« ist der Rücken gerade. ▶ **Siehe Bild unten.**
- Bleiben Sie vier ruhige Atemzüge lang in dieser Position. Spüren Sie die Dehnung in den Beinen.
- Kommen Sie einatmend zurück in die »Katze« und ausatmend weiter ins »Blatt«. Wiederholen Sie alles fünfmal. Atmen Sie ruhig und tief mit Ujjayi ▶ **siehe Seite 90.**

❸ SPANNUNG SPÜREN

Die kraftvolle »Brett-Haltung« bringt neue Energie, stärkt die Bauch- und Rumpfmuskulatur, der Bauch hebt und strafft sich und die tief liegenden Rückenmuskeln stabilisieren die innere Achse. Das beugt Rückenschmerzen vor allem im Bereich der Lendenwirbelsäule vor. Außerdem wirkt sich die Position positiv auf die Knochendichte aus und beugt somit Osteoporose vor.

- Im Vierfüßlerstand stützen Sie sich mit den parallel liegenden Unterarmen am Boden ab. Die Ellbogen sind unterhalb der Schultern, die Handinnenflächen berühren den Boden, die Finger sind nach vorn ausgestreckt.
- Setzen Sie den rechten Fuß nach hinten, sodass sich das Bein streckt; stützen Sie sich auf die Zehen. Setzen Sie ebenso den linken Fuß nach hinten und strecken das linke Bein dicht neben dem rechten aus.

- Ihr Rücken bildet eine gerade Linie; runden Sie ihn nicht und lassen Sie ihn nicht ins Hohlkreuz fallen. Ziehen Sie Ihre Schulterblätter nach unten, der Nacken ist lang. Vertiefen Sie nun die Anspannung in der Körpermitte, indem Sie das Schambein hoch-, den Bauch einziehen.
- Spüren Sie Ihren ganzen Körper von den gestreckten Fingern bis zu den Fersen. Ihr Körper ist vollkommen angespannt, nur Ihr Gesicht sollte entspannt sein und darf gern lächeln. Atmen Sie tief ein und aus und beobachten Sie Ihre Atmung.
- Halten Sie diese Stellung, solange es möglich ist und sich gut anfühlt.
- Anschließend kommen Sie in die Bauchlage. Lassen Sie alle Muskeln los, spüren Sie Ihr Gewicht am Boden und die Atembewegung in Ihrem Bauchbeckenraum. Entspannen Sie sich zehn Atemzüge lang.
- Wiederholen Sie die Abfolge zweimal.

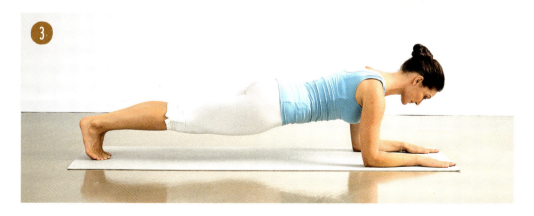

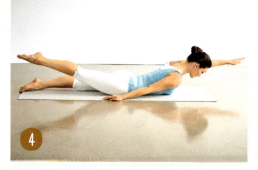

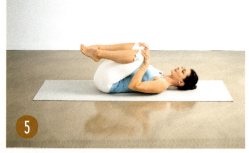

❹ IN BALANCE SEIN

Der »Diagonalzug« ist eine der effektivsten Übungen, um die Wirbelsäule auszurichten und Anspannung im Rücken zu lösen. Sie trainieren optimal Ihre Rücken-, Gesäß- und Beinmuskeln, zudem verstärkt die Asana die Bauchatmung und wirkt sich so positiv auf Verdauungs- und Unterleibsorgane aus. Daneben kräftigt sie den Beckenboden.

- In Bauchlage ziehen Sie das Kinn an, sodass Ihre Stirn am Boden aufliegt. Die Arme liegen seitlich am Körper mit den Handflächen nach unten.
- Drücken Sie Ihr Schambein in den Boden. Strecken Sie mit dem Einatmen den linken Arm nach vorn und heben Sie Oberkörper, Kopf und rechtes Bein an. ▸ **Siehe Bild oben links.**
- Spüren Sie zwei tiefe Atemzüge lang in den diagonalen Bogen hinein. Mit der dritten Ausatmung kommen Sie in die Ausgangsstellung zurück.
- Seitenwechsel mit dem nächsten Einatem.
- Wiederholen Sie die Abfolge achtmal. Danach spüren Sie in Bauchlage eine Minute nach und beobachten Ihre Atmung.

❺ ENTSCHLEUNIGEN UND LOSLASSEN

Apana Asana dehnt die Wirbelsäule, besonders im unteren Rücken. Sie ist der optimale Ausgleich nach dem Diagonalzug, hilft aber auch zwischendurch, den Rücken zu entspannen und die Verdauung zu fördern.

- In Rückenlage ziehen Sie die Beine zum Oberkörper ran und legen die Hände auf die Knie. ▸ **Siehe Bild oben rechts.**
- Ausatmend sinkt Ihr Bauch nach innen und Sie ziehen die Knie weiter zum Oberkörper. Einatmend schieben Sie die Knie mit den Händen vom Körper weg.
- Atmen Sie dabei in Ujjayi und beobachten Sie Ihre ruhige Atmung für 20 Atemzüge.
- Lösen Sie die Hände, legen Sie die Beine ab, spüren einen Moment nach und entspannen sich noch tiefer. Spüren Sie, wie Ihr Becken, Ihre Wirbelsäule, Ihre Schultern am Boden aufliegen. So können Sie allmählich zur letzten Übung übergehen.

❻ STILLE WAHRNEHMEN

In den Übungen zuvor wurde Energie aufgebaut, die nun in der Ruhephase frei zirkulieren kann. Das nährt Körper und Geist. Lassen Sie innerlich vollkommen los und genießen Sie diesen Moment der Stille, den Sie mitten im Alltag geschenkt bekommen.

- Sie liegen auf dem Rücken, die Arme neben dem Körper, die Hände nach oben geöffnet. Schließen Sie Ihre Augen, Ihr Gesicht ist entspannt, Ihr Unterkiefer gelöst.
- Spüren Sie, wie Sie am Boden aufliegen, und lassen Sie sich mit jeder Ausatmung noch mehr einsinken.
- Ihre Aufmerksamkeit geht nun in Ihren Bauchbeckenraum. Ausatmend sinkt die Bauchdecke leicht nach innen, einatmend bewegt sie sich leicht nach außen.
- Hören Sie alle Geräusche und lauschen Sie gleichzeitig in die Stille hinein. Dehnen Sie sich immer mehr in diesen Raum der Stille und Ruhe hinein aus. Schenken Sie sich das Gefühl, akzeptiert, geborgen und geliebt im Hier und Jetzt zu sein.
- Nach fünf bis zehn Minuten tiefer Entspannung bewegen Sie langsam Hände und Füße, atmen mehrmals tief und öffnen erst dann langsam Ihre Augen.

TIPP

ATEMÜBUNG GEGEN STRESS

Wenn es hoch hergeht im Alltag, hilft Ihnen Ihr Atem, Anspannung loszulassen und sich zu zentrieren. Üben Sie das in Ruhe, dann klappt es im Sitzen, Stehen, Gehen, an der Ampel, im Büro, an der Supermarktkasse …

- Setzen Sie sich hin und schließen Sie, wenn Sie möchten, Ihre Augen. Atmen Sie ein und zählen Sie »eins«. Atmen Sie aus und zählen Sie wieder »eins«. Beim nächsten Einatem zählen Sie »zwei« … So fahren Sie bis zehn fort. Dann beginnen Sie wieder mit eins.
- Irgendwann bemerken Sie die kleine Pause zwischen Aus- und Einatem. Warten Sie, bis der Impuls, wieder einzuatmen, kommt. So wird Ihr Atem noch ruhiger und tiefer.

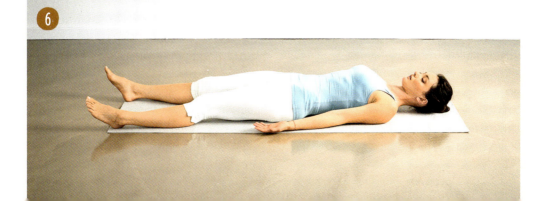

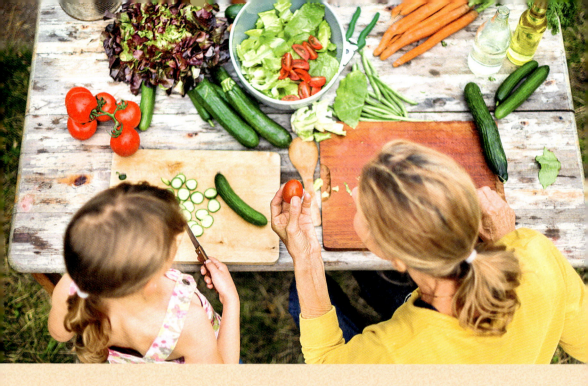

EINE NEUE ESSKULTUR ENTDECKEN

Die beste Investition in sich selbst ist eine gute Ernährung. Fast täglich zeigen neue wissenschaftliche Studien, welche Bedeutung unser Essen für unsere körperliche und seelische Gesundheit hat. Dass bei allen großen Zivilisationskrankheiten von Diabetes Typ 2 über Herz-Kreislauf-Erkrankungen bis hin zu Krebs unser Speisezettel ebenso eine Rolle spielt wie bei Stimmungsschwankungen und psychischen Problemen, ist inzwischen unumstritten. Sie haben Gesundheit und Wohlbefinden also ein Stück weit selbst in der Hand. Mit Ihrer Ernährung legen Sie den Grundstein dafür, lange fit und zufrieden zu bleiben. Selbst wenn Sie an Ihrer Arbeitsbelastung oder Ihren familiären Verpflichtungen im Augenblick nichts verändern können: Wie Sie sich ernähren, können Sie jederzeit frei entscheiden. Ein guter Anfang für ein selbstbestimmtes Leben!

Essen ist mehr als das, was wir uns in den Mund stecken und was in unserem Körper den Blutzucker- und Blutfettspiegel ansteigen lässt. »Der Mensch ist, was er isst« – dieser berühmte Satz des deutschen Philosophen und Anthropologen Ludwig Andreas Feuerbach (1804–1872) bringt es auf den Punkt. Essen hat noch andere Dimensionen, psychologische, soziale, ökologische, kulturelle – um nur einige zu nennen. Vielleicht ist Ihnen dies in Ihrer Fasten-Yoga-Auszeit gerade deutlich geworden.

Vielleicht haben Sie gemerkt, dass es Ihnen leichter als gedacht fällt, auf bestimmte Nahrungsmittel und damit verbundene Gewohnheiten und Rituale zu verzichten: das Stück Kuchen am Nachmittag, den Sonntagsbraten, die Süßigkeiten abends auf dem Sofa. Vielleicht sind Ihre Sinne durch das Fasten so sensibilisiert und geschärft, dass Ihnen einiges jetzt nicht mehr schmeckt oder Sie es nicht mehr riechen können. Vielleicht haben Sie umgekehrt Appetit auf Dinge bekommen, die Sie vorher wenig beachtet haben. Vielleicht hat Ihnen der Verzicht auf Nahrung auch erst deren Wert wieder deutlich vor Augen geführt. Wie auch immer: Wenn Sie sich mit dem Gedanken tragen, an Ihrer Ernährung und Ihrem Lebensstil etwas zu verändern, ist jetzt ein guter Zeitpunkt dafür. Das Fasten-Yoga hat Ihren Körper, Ihren Geist und Ihre Seele von allen Altlasten befreit. Statt diese sofort wieder aufzufüllen, haben Sie die Chance, eine neue Esskultur für sich zu entdecken und so nicht nur die Biochemie Ihres Körpers, sondern etwas in Ihrem Leben zu verändern.

Bewusst einkaufen

Drücken Sie bei der Rückkehr in den Alltag nicht einfach die Resettaste, sondern entscheiden Sie sich für ein Update Ihrer Ernährungsgewohnheiten. Wir haben heute ein so üppiges Angebot an qualitativ hochwertigen Lebensmitteln aus aller Welt, dass wir daraus nur noch das Beste für uns herausgreifen müssen, um mit Genuss gut für uns und unsere Gesundheit zu sorgen. Doch es ist schon seltsam: Kochshows gehören zwar zu den beliebtesten Fernsehsendungen, aber selbst am Herd stehen, dafür fehlen uns oft Zeit und Energie. Im Supermarkt greifen wir fast immer zu den gleichen Produkten, manchmal ohne genau zu wissen, was da im Einkaufskorb und später in unserem Magen landet. Den Kühlschrank kritischer und bewusster zu füllen ist der erste Schritt zu einer neuen Esskultur.

- Schauen Sie beim Einkauf auf die Zutatenlisten: Was ist drin? Grundsätzlich gilt: Je kürzer eine Zutatenliste, desto besser.
- Achten Sie auf Qualität. Entscheiden Sie sich für frische saisonale Produkte, am besten aus regionalem Anbau und artgerechter Tierhaltung, so naturbelassen und so wenig verarbeitet wie möglich, ohne Konservierungs-, Zusatz- und Farbstoffe.

• Kaufen Sie lieber weniger und gute Ware als große Mengen und Massenprodukte. Wer nur einmal in der Woche Fleisch isst, kann dafür mehr Geld ausgeben. Verzichten Sie auf Fertiggerichte, Softdrinks, Süßigkeiten und Knabbereien. Sie kosten überdurchschnittlich viel und haben unterdurchschnittlichen Nährwert.

Achtsam essen

Alles auf Ihrem Teller wird ein Teil von Ihnen. Grund genug, das Essen sorgsam auszuwählen und zuzubereiten. Nach Ihrer Fasten-Yoga-Auszeit ist Ihr Körper ein sensibler Seismograf dafür, was Ihnen guttut. Essen Sie nichts mehr nur deshalb, weil Sie es immer gegessen haben. Nutzen Sie diese Übergangsphase, um sich von Gewohnheiten zu verabschieden, die weder Ihren Bauch noch Ihre Seele satt machen.

Beobachten Sie sich genau

Welche Nahrungsmittel vertragen Sie gut, welche eher schlecht? Welche verursachen Blähungen, Magenschmerzen, Unwohlsein? Welche machen Sie müde und träge? Welche schenken Ihnen frische Energie? Nach welchen Speisen oder Getränken schlafen Sie schlecht? Was hält nicht lange vor, sodass Sie schnell wieder Hunger haben?

Finden Sie jeden Tag aufs Neue heraus, worauf Sie Appetit haben. Ernähren Sie sich buchstäblich nach Ihrem Bauchgefühl. Hören Sie auf Ihre Bedürfnisse und Ihre Intuition, dann greifen Sie instinktiv zu Nahrungsmitteln, die Ihrem Körper das geben, was er jetzt braucht. Ist sein Bedarf gedeckt, ändert sich auch Ihr Geschmack wieder.

Seien Sie nicht dogmatisch

Eine moderne vollwertige und basische Ernährung mit viel frischem Gemüse, Obst und Vollkorngetreide, guten kalt gepressten Pflanzenölen, Nüssen, Samen und Keimen ist eine hervorragende Basis. Eine solche Nahrung ist heilsam für den Darm und versorgt den Körper mit allem, was er braucht. Doch zwingen Sie sich nicht, etwas zu essen, was Ihnen nicht schmeckt. Essen ist eine sehr individuelle Angelegenheit – verlieren Sie nicht den Kontakt zu Ihrem Körper und seinen Bedürfnissen.

Bleiben Sie flexibel in Ihrer Auswahl. Weder Ernährungsgurus noch Lifestyleberater wissen, was Ihnen persönlich bekommt. Das können nur Sie allein herausfinden.

Selbst wenn Sie ab und zu Lust auf eine Currywurst oder ein Stück Sahnetorte haben, lassen Sie es sich schmecken und von niemandem vermiesen. Auch Currywurst gibt es übrigens inzwischen aus hervorragendem Bio-Fleisch. Wenn Sie sich im Großen und Ganzen qualitativ hochwertig und gesund ernähren, dürfen Sie sich zwischendurch ruhig auch immer einmal solche Genüsse gönnen. Sie haben alle Freiheiten, um zum wahren »Flexitarier« zu werden.

Achten Sie aufs Sättigungsgefühl

Oft sind Portionen größer, als sie sein müssten. Vor allem variieren Hunger und Appetit je nach Tagesform. Essen Sie langsam und horchen Sie in sich hinein, bevor Sie sich einen Nachschlag nehmen. Sie müssen sich keine Fettreserven für Notzeiten anfuttern. Passen Sie die Energiezufuhr deshalb an Ihre körperlichen Aktivitäten an.

Auch das Snacken zwischendurch hat meist nichts mit Hunger zu tun. Oft stecken Stress, Langeweile oder Frust dahinter, und die verschwinden nicht durch einen Schokoriegel.

Mit allen Sinnen genießen

Essen ist mehr als die Aufnahme von Nahrung. Es ist ein sinnliches Erlebnis. Unsere Nase spielt dabei neben der Zunge eine wichtige Rolle. Über ihre Schleimhaut gelangen in Sekundenschnelle Duftmoleküle ins Blut und so direkt ins limbische System im Gehirn. Dort werden Speisen und Erlebnisse mit Emotionen, mit der Ausschüttung von Glückshormonen und anderen Stoffwechselprozessen verknüpft. So kommt es, dass Düfte Erinnerungen wecken. Da lässt der Geruch von Rotkohl die Sonntagsessen bei Oma wieder aufleben, bei Zimt denken wir automatisch an Weihnachten. Sofort läuft uns das Wasser im Mund zusammen. Vergleichen Sie einmal Importerdbeeren im Supermarkt mit solchen aus einem Hofladen oder vom Markt, die direkt vom Feld in der Nähe kommen. Frisch geerntete und zubereitete Lebensmittel riechen anders, intensiver; sie schicken Ihrem Gehirn stärkere Signale und schenken Ihnen dadurch Glücksgefühle. So wird ein Essen zur »Aromatherapie«, und das ist der Schlüssel dafür, dass wir wirklich gesättigt und zufrieden vom Tisch aufstehen.

Fünf Richtungen unterscheidet unser Geschmackssinn: süß, sauer, salzig, bitter und umami (japanisch für herzhaft, würzig). Werden die etwa 9 000 Geschmacksknospen auf der Zunge und der Innenseite von Lippen und Wangen nicht immer wieder durch andere Erfahrungen herausgefordert, stumpfen sie ab. Sie »verarmen sensorisch«, verlieren zwischen Fastfood und Fertigfutter ihre Fähigkeit, feine Nuancen wahrzunehmen und Qualität zu erschmecken. Längst gibt es deshalb nicht nur in Gourmetkreisen Kurse, die die Sensorik schulen sollen. Jetzt nach Ihrer Fasten-Yoga-Auszeit sind alle Ihre Sinne hochsensibel und empfänglich. Eine gute Gelegenheit, um ihre Fähigkeiten zu fördern. Denn wem es gelingt, sein eigenes Geschmacks- und Geruchsspektrum zu erweitern, der kann sich abwechslungsreicher und gesünder ernähren.

Essen als ganzheitliches Erlebnis

Auch die Augen essen mit. Decken Sie sich also möglichst immer den Tisch schön und richten Sie die Speisen appetitlich an. Das steigert die Vorfreude und regt den Speichelfluss an, wirkt sich also sofort auf den späteren Verdauungsprozess günstig aus. Essen Sie langsam. Genießen Sie den Duft und das Aroma jeder Zutat. Welche können Sie, wenn Sie nicht selbst gekocht haben, herausschmecken? Probieren Sie den ersten Bissen, kauen Sie gut und lassen Sie ihn auf der Zunge zergehen. Welche Konsistenz hat das Essen? Welcher Geschmack ist besonders intensiv? Wie verändert er sich, je länger Sie kauen? Welche Nuancen schwingen mit? Lauschen Sie beim Zubeißen auch auf Geräusche. Eine knackige Möhre oder ein knuspriges Baguette »klingen« lecker. Mahlzeiten, die so achtsam genossen werden, nähren Sie in ganz besonderer Weise.

TIPP

APFELSORTEN SCHMECKEN

Kaufen Sie verschiedene Äpfel aus heimischem Anbau, vielleicht sogar alte Sorten. Schneiden Sie sie auf. Schließen Sie die Augen und nehmen Sie nacheinander je eine Spalte eines Apfels. Schnuppern Sie intensiv daran, beißen Sie ein Stück ab und lassen Sie es genüsslich auf der Zunge zergehen. Riechen und schmecken Sie die Unterschiede? Können Sie sie beschreiben? Welcher Apfel ist Ihr Favorit? Lassen Sie sich Zeit und testen Sie noch einmal.

Nehmen Sie sich die Zeit!

Genießen Sie Ihre Mahlzeit bewusst, wann immer es möglich ist. Essen Sie nicht vor dem Fernseher oder Computer, sondern in Ruhe oder bei schöner Musik. Auch das Smartphone gehört nicht neben den Teller, Streit und Konflikte sind keine Themen am Esstisch. Alles zu seiner Zeit! Wenn Sie essen, dann essen Sie, ob ganz gemütlich allein oder in netter Gesellschaft und bei geselligen, angenehmen Gesprächen.

Leben ist Rhythmus und auch unser Körper schwingt fortwährend, ohne dass wir es bemerken. Schlafen und Wachen ist unser Urrhythmus. Er beeinflusst alle Körperfunktionen. Herzschlag, Atmung, Verdauung, Immunabwehr und Hormonproduktion, sogar der Aufbau von Zahnschmelz folgt Rhythmen, sagt die Chronobiologie. Sind wir gesund, herrscht ein harmonisch abgestimmtes Gleichgewicht der Schwingungen. Wird die Balance nachhaltig gestört, sind organische oder seelische Beschwerden die Folge. Wer zu ständig wechselnden Zeiten isst, öfter Frühstück oder Mittagessen ausfallen lässt oder spätabends seine Hauptmahlzeit zu sich nimmt, erlebt, dass auch die Verdauung unregelmäßig ist, dass sich Magen-Darm-Beschwerden oder Schlafstörungen einstellen. Leben und essen Sie möglichst in einem natürlich strukturierten Tagesrhythmus mit fünf kleinen Mahlzeiten. Nur dann schafft der Körper es, sich selbst zu regulieren. Nur dann ist er gesund.

DIE NEUE LEICHTIGKEIT DES SEINS FINDEN

Gut für sich selbst zu sorgen ist der Schlüssel für ein gesundes,
glückliches Leben. Nun heißt es, das, was Ihnen in Ihrer Fasten-Yoga-Auszeit
guttat, in den Alltag hinüberzuretten und konsequent
den eingeschlagenen Weg weiterzugehen.

Das Leben darf Sie nicht vergiften, sonst baut Ihr Körper ab und Ihre Seele wird schwer. Deshalb müssen Sie immer wieder einen Ausgleich finden. Nicht nur für andere da sein, nicht nur Pflichten erfüllen, sondern immer wieder Momente für sich selbst reservieren. Um innezuhalten, zur Ruhe zu kommen und die eigenen Bedürfnisse besser zu spüren.

DREI SÄTZE FÜR EIN SELBSTBESTIMMTES LEBEN

Damit Ihr Aufbruch gelingt, möchten wir Ihnen hier zum Schluss drei Sätze mit auf die Reise geben. Wenn Sie mögen, schreiben Sie sich diese Sätze auf eine schöne Karte und hängen diese dorthin, wo Sie sie täglich sehen: als Anker im Alltag, der Sie daran erinnert, was Sie sich in Ihrer Fasten-Yoga-Zeit vorgenommen haben. Oder Sie notieren die drei Sätze auf einem Zettel, den Sie gut sichtbar für Sie in Ihrem Portemonnaie bei sich tragen.

1. Ich vertraue meinem eigenen Instinkt.
2. Ich bin anspruchsvoll.
3. Ich gönne mir den Luxus der Einfachheit.

VERTRAUEN SIE IHREM INSTINKT

Dass Sie sich für eine Fasten-Yoga-Auszeit entschieden haben, zeigt, dass Sie das Bedürfnis hatten, das Karussell des Lebens für kurze Zeit anzuhalten, auszusteigen, um von außen einen kritischen Blick zu wagen, ob Ihr Alltag noch zu Ihnen passt. Sie hatten ein inneres Verlangen, etwas für sich zu tun und sich selbst zu erfahren. Sie haben also bereits ein gutes Gespür für Ihre eigenen Bedürfnisse bewiesen. Auf diesen Instinkt sollten Sie weiterhin vertrauen. Ihr Körper weiß genau, was er braucht, um gesund und vital zu bleiben. Hören Sie auf seine Signale, auch auf die leisen, damit er sich nicht erst lautstark durch Beschwerden bemerkbar machen muss. Profitieren Sie von seiner Weisheit, seiner Intelligenz. Seine Zellen stehen in ständigem Austausch miteinander und schicken ununterbrochen Botschaften darüber, was Ihnen guttun würde. Dieses intuitive Körperwissen, wie Experten es nennen, ist Ihr innerer Arzt, Sie müssen nur auf ihn hören. Lassen Sie Ihr Bauchgefühl, Ihre innere Stimme zu Wort kommen. Sie haben während der Fasten-Yoga-Auszeit einen guten Kontakt zu Ihrer inneren Weisheit aufgebaut. Pflegen Sie den guten Draht zu ihr. Das wird Sie und Ihr Leben bereichern.

SEIEN SIE ANSPRUCHSVOLL

»Ich habe einen ganz einfachen Geschmack: Ich bin immer mit dem Besten zufrieden« war die Devise des irisch-englischen Schriftstellers Oscar Wilde. Seien Sie ebenso anspruchsvoll. Geben Sie sich wann immer möglich nicht mit Kompromissen zufrieden. Lassen Sie sich nicht mit minderwertigen Angeboten und hohlen Versprechungen abspeisen, weder beim Essen noch in anderen Bereichen Ihres Lebens. Schauen Sie unter die Oberfläche. Prüfen Sie, was Sie konsumieren. Legen Sie Wert auf wahre Qualität und nachhaltige Produktion. Die Entscheidung für Qualität streichelt Ihre Seele: Sie sind es sich wert, anspruchsvoll zu sein. Wenn es Ihnen gelingt, diese Haltung nach und nach auf alle Aspekte Ihres Alltags zu übertragen, werden Sie schnell spürbare Veränderungen bemerken. Geben Sie sich nicht mit Beziehungen zufrieden, in die Sie mehr investieren, als Sie zurückbekommen.

Bleiben Sie nicht in einem Job, in dem Sie Ihre Fähigkeiten nicht adäquat einsetzen können. Verschwenden Sie Ihre Zeit nicht mit Gefälligkeiten, die gar nicht wertgeschätzt werden, oder mit hundert Aktivitäten, die Ihnen keine Zufriedenheit schenken. Setzen Sie Ihre Kraft und Energie für Dinge ein, die es wert sind. Legen Sie Wert auf ehrliche Beziehungen, auf authentische Erlebnisse, auf intensive Begegnungen mit anderen. Und darauf, selbst zu entscheiden, was für Sie das Beste ist.

GÖNNEN SIE SICH EINFACHHEIT

Das Beste muss nicht unbedingt teuer, aufwendig, extravagant sein. Meist sind es die einfachen Dinge des Lebens, die uns glücklich machen. Ein frisches Brot mit Quark und Schnittlauch auf einer Bank in der Sonne kann besser schmecken als ein Menü im Szenerestaurant. Eine Wanderung durch den Wald regeneriert oft besser als ein hipper Trendsportkurs. Schon Hippokrates, der berühmte Arzt des Altertums, wusste, dass Nahrungsmittel auch Heilmittel sind. Eine einfache Ernährung aus guten, reinen, unverfälschten Zutaten ist es, die Gesundheit und sattes Wohlbefinden schenkt, Genuss und wahre Lebensfreude. Vielleicht legen Sie bald eine neue Fasten-Yoga-Auszeit ein. Diese wird Ihnen sicher bereits leichter fallen als die erste. Auf jeden Fall aber wird sie wieder neue Erfahrungen bringen. So wird für Sie aus Verzicht letztendlich Fülle.

Bücher, die weiterhelfen

Fasten, Darmgesundheit

Buchinger, Andreas
Buchinger Heilfasten
Trias Verlag, Stuttgart

Buchinger, Otto sen.
Das Heilfasten
Karl F. Haug Verlag, Stuttgart

Collen, Alanna
Die stille Macht der Mikroben
Riemann Verlag, München

Danz, Antonie
Das kleine Buch vom achtsamen Essen
Knaur MensSana, München

Lützner, Hellmut
Fasten- und Ernährungstherapie
Books on Demand GmbH, Norderstedt

Rauch, Erich
Die Darmreinigung nach Dr. med. F. X. Mayr
Goldmann Verlag, München

Thich Nhat Hanh; Cheung, Lilian
Achtsam essen – achtsam leben
O. W. Barth, München

Wilhelmi de Toledo, Françoise; Hohler, Hubert
Buchinger Heilfasten
Trias Verlag, Stuttgart

Zschock, Anne Katharina
Darmbakterien als Schlüssel zur Gesundheit
Knaur MensSana, München

Yoga und Faszien

Moesl, Franz Seraph
ICH BIN weil wir sind: Geschichten zum Glücklichsein
Hille Verlag, Dresden

Schleip, Robert m. Bayer, Johanna
Faszien Fitness
riva Verlag, München

Schmidt, Lucia Nirmala
Detox Yoga *und* Faszien Yoga
Nymphenburger, München

Tempelhof, Siegbert; Weiss, Daniel; Cavelius, Anna
Faszientraining
Gräfe und Unzer Verlag, München

Adressen, die weiterhelfen

www.fastenyoga.de
Seminare mit Franz S. Moesl

www.aerztegesellschaft-heilfasten.de
Fastenkliniken, Ärzte und Therapeuten für Heilfasten

www.bv-fasten-ernaehrung.de
Dachverband der Fastenleiter / innen

www.yoga.de
Berufsverband der Yogalehrenden in Deutschland e. V.

www.fastenakademie.de
Adressen von ärztlich geprüften Fastenleitern

www.fxmayr.com
Internationale Gesellschaft der F. X. Mayr-Ärzte

www.ugb.de
Verein für Unabhängige Gesundheitsberatung

www.gesundheitsfoerderung.at
Österreichische Gesellschaft für Gesundheitsförderung e. V., Zentrum für die Buchinger-Fastenmethode

www.yoga.at
Berufsverband der Yogalehrenden in Österreich e. V.

www.yoga.ch
Berufsverband der Yogalehrenden in der Schweiz e. V.

Register

Impressum

© 2017 GRÄFE UND UNZER
VERLAG GmbH, München
Alle Rechte vorbehalten. Nach-
druck, auch auszugsweise, sowie Verbreitung durch Bild,
Funk, Fernsehen und Internet,
durch fotomechanische Wiederga-
be, Tonträger und Datenverarbei-
tungssysteme jeder Art nur mit
schriftlicher Genehmigung des
Verlages.

Projektleitung: Monika Rolle
Lektorat: Barbara Kohl
Bildredaktion: Henrike Schechter
Layout: independent Medien-
Design, Horst Moser, München
Umschlaggestaltung: h3a Medien-
gestaltung und Produktion GmbH,
Andreas Grassinger
Herstellung: Petra Roth
Satz: griesbeckdesign,
Dorothee Griesbeck, München
Reproduktion: Medienprinzen
GmbH, München
Druck und Bindung: Schreckhase,
Spangenberg

Printed in Germany

ISBN 978-3-8338-5209-1

1. Auflage 2017

Die GU-Homepage finden Sie unter www.gu.de

Ein Unternehmen der
GANSKE VERLAGSGRUPPE

Bildnachweis

Fotoproduktion: Astrid Obert,
München
Weitere Fotos: F1online: S. 21, 26,
61, 68 oben, 69 oben, 69 unten re.
Fotolia: S. 12, 30, 50, 65, 69 unten
li., 104, 117, 139. Getty: Innenklap-
pe vorn Spalte 4 oben und unten,
S. 2, 14, 42, 102, 120, 134. GU-Ar-
chiv: U4 unten (Peter Schulte), S.
32 (Fotos mit Geschmack), 68 unten (Coco Lang), 107 (Kramp &
Gölling). istockphoto: U2, Innen-
klappe vorn Spalten 1 bis 3, Innen-
klappe hinten Spalte 3, S. 3, 44,
71, 75, 124. Laif: S. 94. Plainpic-
ture: S. 5, 8, 18, 52, 62. Science
Photo: 34. Shutterstock: Innen-
klappe hinten oben rechts sowie
Spalten 1 unten und 2, S. 23, 47,
113, 119. Stockfood: S. 66.
Stocksy: U1, U4 oben, S. 6, 36, 54,
110, 122. Witt, Siegmar: S. 4 li.

Syndication: www.seasons.agency
Ein Unternehmensbereich der
StockFood GmbH, München

Wichtiger Hinweis

Die Gedanken, Methoden und Anregungen in diesem Buch stellen
die Meinung bzw. Erfahrung der
Verfasser dar. Sie wurden von den
Autoren nach bestem Wissen er-
stellt und mit größtmöglicher
Sorgfalt geprüft. Sie bieten jedoch
keinen Ersatz für persönlichen
kompetenten medizinischen Rat.
Jede Leserin, jeder Leser ist für
das eigene Tun und Lassen auch
weiterhin selbst verantwortlich.
Weder Autoren noch Verlag kön-

 www.facebook.com/gu.verlag

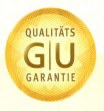

QUALITÄTS GU GARANTIE

Liebe Leserin, lieber Leser,

haben wir Ihre Erwartungen erfüllt?
Sind Sie mit diesem Buch zufrieden? Haben Sie weitere Fragen zu
diesem Thema? Wir freuen uns auf
Ihre Rückmeldung, auf Lob, Kritik
und Anregungen, damit wir für Sie
immer besser werden können.

GRÄFE UND UNZER Verlag
Leserservice
Postfach 86 03 13
81630 München
E-Mail:
leserservice@graefe-und-unzer.de

Telefon: 00800 / 72 37 33 33*
Telefax: 00800 / 50 12 05 44*
Mo–Do: 9.00 – 17.00 Uhr
Fr: 9.00 – 16.00 Uhr
(* gebührenfrei in D, A, CH)

Ihr GRÄFE UND UNZER Verlag
Der erste Ratgeberverlag – seit 1722.

nen für eventuelle Nachteile oder
Schäden, die aus den im Buch ge-
gebenen praktischen Hinweisen
resultieren, eine Haftung übernehmen.

Umwelthinweis

Dieses Buch wurde auf PEFC-zerti-
fiziertem Papier aus nachhaltiger
Waldwirtschaft gedruckt.

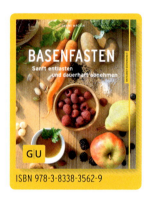
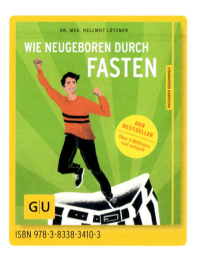
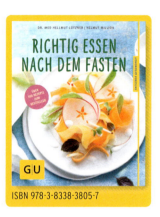
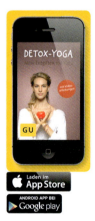
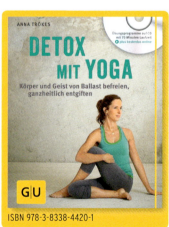
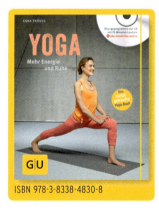
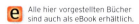
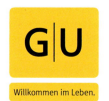